Jan Hartmann

Der Einfluss von Kaltischämiezeit auf Infektiöse Transplantattoleranz

Jan Hartmann

Der Einfluss von Kaltischämiezeit auf Infektiöse Transplantattoleranz

Südwestdeutscher Verlag für Hochschulschriften

Impressum / Imprint

Bibliografische Information der Deutschen Nationalbibliothek: Die Deutsche Nationalbibliothek verzeichnet diese Publikation in der Deutschen Nationalbibliografie; detaillierte bibliografische Daten sind im Internet über http://dnb.d-nb.de abrufbar.
Alle in diesem Buch genannten Marken und Produktnamen unterliegen warenzeichen-, marken- oder patentrechtlichem Schutz bzw. sind Warenzeichen oder eingetragene Warenzeichen der jeweiligen Inhaber. Die Wiedergabe von Marken, Produktnamen, Gebrauchsnamen, Handelsnamen, Warenbezeichnungen u.s.w. in diesem Werk berechtigt auch ohne besondere Kennzeichnung nicht zu der Annahme, dass solche Namen im Sinne der Warenzeichen- und Markenschutzgesetzgebung als frei zu betrachten wären und daher von jedermann benutzt werden dürften.

Bibliographic information published by the Deutsche Nationalbibliothek: The Deutsche Nationalbibliothek lists this publication in the Deutsche Nationalbibliografie; detailed bibliographic data are available in the Internet at http://dnb.d-nb.de.
Any brand names and product names mentioned in this book are subject to trademark, brand or patent protection and are trademarks or registered trademarks of their respective holders. The use of brand names, product names, common names, trade names, product descriptions etc. even without a particular marking in this works is in no way to be construed to mean that such names may be regarded as unrestricted in respect of trademark and brand protection legislation and could thus be used by anyone.

Coverbild / Cover image: www.ingimage.com

Verlag / Publisher:
Südwestdeutscher Verlag für Hochschulschriften
ist ein Imprint der / is a trademark of
AV Akademikerverlag GmbH & Co. KG
Heinrich-Böcking-Str. 6-8, 66121 Saarbrücken, Deutschland / Germany
Email: info@svh-verlag.de

Herstellung: siehe letzte Seite /
Printed at: see last page
ISBN: 978-3-8381-3633-2

Zugl. / Approved by: Berlin, HU, Diss., 2009

Copyright © 2013 AV Akademikerverlag GmbH & Co. KG
Alle Rechte vorbehalten. / All rights reserved. Saarbrücken 2013

Inhaltsverzeichnis

1 Einleitung	6
1.1 Grundlagen der Transplantationsimmunologie	7
1.1.1 Hyperakute und akute Abstoßung, Chronische Allograft Nephropathie	8
1.1.2 Grundzüge der Alloreaktion	10
1.2 Transplantattoleranz	12
1.2.1 Warum Transplantattoleranz	12
1.2.2 Induktion von Transplantattoleranz	14
1.2.2.1 Infektiöse Transplantattoleranz	15
2 Problemstellung und Hypothese	18
3 Methoden	20
3.1 Tierversuch	20
3.1.1 Erste Transplantationsserie	20
3.1.2 Entnahme der kontralateralen Niere des Empfängertieres	26
3.1.3 Überwachung der Transplantatfunktion	26
3.1.4 Ende des Beobachtungszeitraums nach der ersten Transplantation	27
3.1.5 Adoptiver Zelltransfer	27
3.1.6 Zweite Transplantationsserie	28
3.1.7 Herstellung der Zellsuspensionen für FACS, ELISA und ELISpot	29
3.2 FACS	30
3.2.1 Methode	30
3.2.2 FACS-Färbung für CD3, CD4, CD25	31
3.2.3 FACS-Oberflächenfärbung für CD86, OX62, MHCII, RT1A[ab]	31
3.2.4 Durchflusszytometrie am FACS-Calibur	32
3.3 ELISA	32
3.3.1 Messprinzip	32
3.3.2 Protokoll	33

3.4 ELISpot 33
3.4.1 Messprinzip 33
3.4.2 Arbeitsschritte 34
3.5 Morphologie 35
3.5.1 Anfertigung der Gewebeschnitte 35
3.5.2 Auswertung der Gewebeschnitte 36
3.6 Statistische Verfahren 37

4 Material 38

5 Ergebnisse 42

5.1 Toleranzinduktion bei verlängerter Kaltischämiezeit 42
5.1.1 Überlebensdaten 42
5.1.2 Überwachung der Transplantatfunktion 42
5.1.3 Transplantatmorphologie 44
5.1.4 Zusammenfassung der Ergebnisse nach Toleranzinduktion 47
5.2 FACS – Analyse der transferrierten Zellen 47
5.3 Transplantatmorphologie nach der zweiten Transplantationsserie 48
5.4 Alloreaktivität nach der zweiten Transplanatationsserie 50
5.5 Zytokinkonzentrationen nach der zweiten Transplantationsserie 52
5.6 Zusammenfassung von 5.3 bis 5.5 55
5.7 Analyse der Zellkonfiguration nach der zweiten Transplantationsserie 55
5.7.1 FACS-Analyse der T-Zellen 55
5.7.2. FACS-Analyse der Dendritischen Zellen 58

6 Diskussion 65

6.1 Nierenfunktion und Transplantatmorphologie nach Toleranzinduktion 65
6.3 Untersuchungen nach Zelltransfer und zweiter Transplantationsserie 69
6.3.1 Verminderte Abstoßungsreaktion nach adoptivem Zelltransfer 70
6.3.2 Verstärkte Immunregulation gegen eine verstärkte Schädigung 71
6.3.3 Der Einfluss regulatorischer T-Zellen 72

6.3.4 Analyse der Verteilung der Dendritischen und donorstämmigen Zellen   73

7 Zusammenfassung   **77**

8 Literaturverzeichnis   **79**

9 Glossar   **96**

1 Einleitung

Durch die Einführung der Immunsuppression und durch ständige Verbesserungen der chirurgischen Technik und der Organkonservierung ist die Nierentransplantation (NTX) zur Therapie der Wahl für das terminale Nierenversagen geworden. Mehr als eine halbe Million Nieren wurden transplantiert seit der ersten erfolgreichen Nierentransplantation durch Joseph E. Murray im Jahre 1954 [1]. Eine Nierentransplantation bringt für den terminal nierenkranken Patienten eine enorme Verbesserung der Lebensqualität und erhöht die Lebenserwartung erheblich [56]. Durch effektive Immunsuppression und optimierte Abläufe ist das Problem der akuten Abstoßung eines transplantierten Organs heute gut beherrschbar. Die Wissenschaft hat auf dem Gebiet der Organtransplantation im Laufe der vergangenen fünfzig Jahre enorme Fortschritte möglich gemacht. Dennoch steht das Fachgebiet vor wesentlichen Herausforderungen.

Nierentransplantate werden heute seltener innerhalb des ersten Jahres abgestoßen als noch Mitte der 1990er Jahre, aber die mittlere Überlebenszeit der Transplantate hat sich nicht wesentlich gebessert [2]. Nur 41 % der Nierentransplantate von Leichenspendern sind nach 10 Jahren noch funktionsfähig [3]. Die Nierentransplantation bleibt somit eine Therapie auf Zeit, die dem Patienten neue Bürden auferlegt. Die Notwendigkeit der lebenslangen Immunsuppression erfordert eine hohe Compliance und prädisponiert zu Erkrankungen, die für den Gesunden ungefährlich sind.

1.1 Grundlagen der Transplantationsimmunologie

Die zentrale Aufgabe des Immunsystems ist es, Krankheitserreger zu zerstören und die Komponenten des eigenen Körpers als solche zu erkennen und zu verschonen. Noch in den 1970er Jahren verstand sich die Immunologie als die Wissenschaft der „Unterscheidung des Selbst vom Nicht-Selbst" [4]. Unter dem Begriff „Selbst" wird die Gesamtheit der vom Immunsystem zu tolerierenden Moleküle subsummiert, während man unter „Nicht-Selbst" jene Antigene zusammenfasst, vor welchen der Körper zu schützen ist [5]. Die Begriffe „Selbst" und „Nicht-Selbst" wurden von Sir Macfarlane Burnet geprägt [6]. Die Entscheidung, ob ein Gewebe als zum „Selbst" gehörig erkannt und toleriert wird, oder als „nicht-selbst" erkannt und abgestoßen wird, hängt maßgeblich von einer Gruppe von Oberflächenmolekülen ab, deren Entdeckung auf Clarence Little und George Snell zurückgeht [5]. Aufgrund ihrer übergeordneten Bedeutung für die Reaktion des Organismus auf ein Gewebe wird diese Gruppe von Molekülen Major Histocompatibility Complex (MHC) genannt. Beim Menschen spricht man von HLA, Human Leukocyte Antigens, während sie bei Ratten das Suffix RT1 trägt. Für ihre Beiträge zum Verständnis der Immunologie wurden Sir Macfarlane Burnet im Jahre 1960 und George Snell im Jahre 1980 mit dem Nobelpreis für Medizin oder Physiologie ausgezeichnet.

Die Reaktion des Körpers auf ein körperfremdes Gewebe setzt sich aus mehreren Prozessen zusammen. Dazu gehören die lokale Entzündungsreaktion auf den chirurgischen Eingriff, Prozesse, die Wundheilung und Revaskularisierung aktivieren und schließlich die Reaktion des Immunsystems auf das körperfremde Gewebe (Alloreaktion). Nach der Pathophysiologie lassen sich bei der Abstoßungsreaktion drei Kategorien unterscheiden.

1.1.1 Hyperakute und akute Abstoßung, Chronische Allograft Nephropathie

Wenn schon vor der Transplantation Antikörper gegen Oberflächenmoleküle des Transplantats im Körper des Empfängers existieren, so kommt es innerhalb von sehr kurzer Zeit zur Zerstörung des Transplantats. Solche präformierten Antikörper gegen HLA-Moleküle und / oder Blutgruppenantigene treten bei vorangegangener Sensibilisierung des Empfängers, etwa durch Schwangerschaft, Transplantation oder Bluttransfusion auf. Aufgrund sensitiver Tests, die ein Vorliegen kreuzreagierender Antikörper detektieren, sind hyperakute Abstoßungen von Nierentransplantaten äußerst selten geworden [7-9]. Solche präformierten Antikörper erschweren auch die Xenotransplantation, also Transplantationen von vaskularisierten Organen zwischen unterschiedlichen Spezies. Hier sind die Antikörper gegen α-galactosyl Reste gerichtet, welche beim Menschen fehlen, bei vielen Tieren jedoch vorkommen [10]. Charakteristisch für die Hyperakute Abstoßung ist die antikörpervermittelte Aktivierung des Komplementsystems, die innerhalb weniger Stunden zur Zerstörung des Transplantats führt [9-11]. Wenn es nicht zu einer Hyperakuten Abstoßungsreaktion kommt, so lösen doch alle transplantierten Gewebe, sofern sie nicht von einem eineiigen Zwilling stammen, eine akute Abstoßungsreaktion aus. Sie basiert auf der Erkennung von „Nicht-Selbst" HLA-Molekülen des Spenders durch das Immunsystem des Empfängers. Da T-Zellen im Zentrum dieser Reaktion stehen, wird akute Abstoßung auch definiert als der T-Zell-abhängige Verlust der Transplantatfunktion [12]. Aufgrund effektiver Immunsuppressiva kommt es heute relativ selten zum Auftreten von akuter Abstoßung. Je nach Anzahl der HLA-Disparitäten und Beschaffenheit des Transplantats (Lebend- bzw. Kadaverspende) liegt die 1-Jahres-Überlebensdauer eines Nierentransplantats im Eurotransplant-Raum zwischen ca. 96,2 und 80,9 % [13]. Zehn Jahre nach Transplantation sind jedoch nur noch 77,5 bzw. 42,0 % der Transplantate funktionsfähig [13]. Der fortschreitende Funktionsverlust beruht auf pathologischen Veränderungen des Nierenparenchyms, die ein charakteristisches Bild ergeben, welches als CAN, Chronische Allograft Nephropathie, bezeichnet wird [14]. Im Unterschied zur akuten Abstoßung ist die CAN allerdings nur teilweise ein Produkt der Alloreaktion auf das

Transplantat. Die Überlebensrate des Transplantats sinkt pro HLA-Disparität um ca. 5 % und wiederholte Episoden von akuter Abstoßung, welche ebenfalls vom Grad der HLA-Übereinstimmung abhängen, verschlechtern die Transplantatfunktion langfristig [15, 16]. Diese antigenabhängige Komponente der CAN wird auch als „echte chronische Abstoßung" bezeichnet [17].

Entscheidend für das Auftreten von CAN sind zudem die sogenannten alloantigen-unabhängigen Faktoren. Dazu gehören der Zustand des Organs vor der Transplantation und die etwaige Herkunft von einem hirntoten Spender. Objektivierbare Faktoren mit entscheidendem Einfluss auf das Transplantatoutcome sind Alter von Spender und Empfänger, Rasse, Geschlecht und Vorliegen präformierter Antikörper [18, 19]. Als isolierter Faktor hat das verzögerte Einsetzen der Transplantatfunktion (Delayed Graft Function, DGF) den größten Einfluss auf das Überleben des Nierentransplantats [20, 21]. DGF ist die häufigste Komplikation nach Transplantation, seine klinische Ausprägung variiert zwischen einem verzögerten postoperativen Abfall des Serumkreatinins bis hin zur anhaltenden Oligurie mit Dialysepflichtigkeit [20]. Verlängerte Kaltischämiezeit ist der wichtigste Risikofaktor für die Entwicklung von DGF und übt unabhängig von den anderen Faktoren einen signifikanten Einfluss auf das Überleben des Transplantats aus [21-24]. Unter Kaltischämiezeit (Cold Ischemic Time, CIT) versteht man die Periode der Organkonservierung, in der das Organ vom Kreislauf des Spenders getrennt und noch nicht an den Empfängerkreislauf angeschlossen ist. Neben der extrakorporalen Lagerung, die der Kaltischämie entspricht, erfährt das Transplantat durch Ex- und Implantation Schäden, die die Lebenserwartung des Organs maßgeblich beeinflussen [16]. Sie werden unter dem Begriff des Ischämie- / Reperfusionsschadens (Ischemia Reperfusion Injury, IRI) zusammengefasst. Die Schäden, die durch Ischämie und Reperfusion hervorgerufen werden, sind per se von der Antigenkonstellation unabhängig. Es wird jedoch diskutiert, dass eine verlängerte Kaltischämiezeit die Immunogenizität des Transplantats erhöht und damit zu einer Verstärkung der akuten Abstoßung führt [25, 26].

1.1.2 Grundzüge der Alloreaktion

Die Immunantwort des Organismus auf ein Allotransplantat hängt maßgeblich von der MHC-Kompatibilität von Spender und Empfänger ab [27]. Die Oberflächenmoleküle des MHC werden in zwei Klassen eingeteilt. Antigene, die vom Abbau intrazellulärer Proteine stammen, werden über eine Tasche in der extrazellulären Domäne der MHC-Klasse I Moleküle präsentiert. Extrazelluläre Antigene werden durch Endozytose in Antigen Präsentierende Zellen (APZ) aufgenommen und alloreaktiven T-Zellen über MHC-Klasse II Moleküle präsentiert. Diese Interaktion zwischen APZ und T-Zelle ist die Voraussetzung für die Initiierung einer Antwort des Adaptiven Immunsystems [28]. Im Fall der Organtransplantation können T-Zellen des Empfängers direkt durch Zellen des Spenders aktiviert werden [12, 29]. Diese Form der Antigenpräsentation wird als „Direkter Weg" („direct allorecognition") bezeichnet. Batchelor und Lechler wiesen erstmals darauf hin, dass neben dem Direkten Weg noch ein zweiter Weg der Antigenpräsentation existiert, welcher der physiologischen Präsentation extrazellulärer Antigene entspricht [30]. Bei diesem als „Indirect Pathway" bezeichneten Weg nehmen empfängereigene APC Spenderantigene auf und präsentieren diese den empfängereigenen T-Zellen [31, 32]. Für die Organabstoßung sind beide Formen der Antigenpräsentation relevant. Wahrscheinlich ist jedoch, dass der Direkte Weg kurz nach der Transplantation die größere Bedeutung hat, während die indirekte Antigenpräsentation das langfristige Transplantatüberleben stärker beeinflusst [12, 14, 33]. Unter den APZ sind die Dendritischen Zellen (Dendritic cells, DC) der Zelltyp mit der größten Kapazität zur T-Zell-Aktivierung [34, 35]. Nach allogener Nierentransplantation wandern sie aus dem Transplantat in regionale Lymphknoten und Milz, wo sie T-Zellen aktivieren [35]. Der chirurgische Eingriff stellt für den Organismus einen Stimulus dar, welcher die Antigenpräsentation und somit die Transplantatabstoßung beschleunigt [35]. Von einigen Autoren wird die Hypothese vertreten, dass in Abwesenheit solcher pathologischer Stimuli, die auch „Danger"-Signale genannt werden, die Antigenpräsentation durch DC nicht zur immunvermittelten Zerstörung des Antigens führt, sondern zu dessen Toleranz durch das adaptive Immunsystem [36]. Eine Aktivierung der T-Zelle erfolgt lediglich, wenn im Zuge der Antigenpräsentation zwei

Signale an die T-Zelle übermittelt werden. Signal 1 ist dabei die MHC-vermittelte Antigenpräsentation, Signal 2 wird auch als kostimulatorisches Signal bezeichnet und durch verschiedene antigenunabhängige Moleküle vermittelt [37]. Die Manipulation der Kostimulation stellt einen Ansatz zur therapeutischen Induktion von Transplantattoleranz dar und wird an anderer Stelle ausführlich erörtert. Die vollständige Aktivierung von alloreaktiven T-Zellen ist eine Vorraussetzung für die immunologisch vermittelte Zerstörung des Transplantats, wobei die CD4+ T-Zellen den größten Einfluss auf die Transplantatabstoßung haben [38]. CD8+ T-Zellen können allerdings auch unabhängig von CD4+ T-Zellen aktiviert werden [39]. Nach ihrer antigeninduzierten Aktivierung können T-Zellen grundsätzlich drei Reaktionen zeigen: Proliferation, Produktion von Zytokinen und die Entwicklung von zytotoxischer Aktivität [12]. Sowohl CD4+ als auch CD8+ T-Zellen können in Parenchymzellen des Transplantats durch direkte Zytotoxizität Apoptose auslösen [23, 12]. Jedoch ist direkte Zytotoxizität bei der immunvermittelten Transplantatzerstörung kein unabdingbarer Prozess [40]. Von T-Zellen produzierte Zytokine wie TNFα, IFNγ, IL-2, IL-4, IL-6 und IL-10 werden bei akuter Abstoßung in Biopsien vermehrt nachgewiesen [41]. TNFα und IFNγ aktivieren Zellen mit potentiell destruktiven Eigenschaften wie Makrophagen und NK-Zellen (natural killer cells), aber fördern auch proinflammatorisches Verhalten in Endothelzellen oder Fibroblasten [42, 43]. Die Beschreibung der immunologisch vermittelten Transplantatabstoßung als mechanistischer Prozess ist aufgrund der Vielzahl der involvierten Zellen und Moleküle sowie der Redundanz der unterschiedlichen Mechanismen schwierig und in Hinblick auf die Fragestellung der vorliegenden Arbeit nicht angezeigt. Eine moderne Sichtweise des Problems beschreibt die Transplantatabstoßung als eine pathologische Entzündung, die zur akuten Verschlechterung der Transplantatfunktion führt [12]. Die Abstoßung resultiert dabei aus der Kompromittierung der Blutversorgung, der Schädigung der Parenchymstruktur durch Entzündungszellen und der Modifikation der Parenchymstruktur durch Zytokine [44, 12].

1.2 Transplantattoleranz

1.2.1 Warum Transplantattoleranz?

Um die fortwährende Entzündung zu unterdrücken, die mit der Immunreaktion auf das Allotransplantat einhergeht, benötigen nahezu alle transplantierten Patienten lebenslang eine generalisierte Immunsuppression [45]. Diese setzt sich zumeist aus einer Kombination von Calcineurin-Inhibitoren (Ciclosporin A (ca. 30 % der Nierentransplantierten), Tacrolimus (ca. 63 %)), Antimetaboliten (Mycophenolatmofetil (ca. 79 %), Azathioprin (ca. 2 %)) oder Rapamycin (ca. 15 %) und Steroiden (ca. 91 %) zusammen [45]. Um das Risiko der akuten Abstoßung nach NTX zu senken, erhalten die meisten Patienten zudem spezielle Antikörper zur Induktionstherapie [45, 46]. Die am weitesten verbreiteten Wirkstoffe sind dabei die gegen den IL-2-Rezeptor gerichteten monoklonalen Antikörper Basiliximab und Daclizumab sowie das polyklonale Antithymozytenglobulin, welches zu einer Depletion des T-Zell-Reservoirs führt [46, 47]. Trotz maßgeschneiderter Präparate kommt es langfristig dennoch zur immunvermittelten Zerstörung des Transplantats, und es gibt eine Vielzahl weiterer Faktoren, die eine Abkehr von der gängigen Praxis der Immunsuppressiva nahe legen [17]. Durch die unspezifische Suppression des Immunsystems werden die Patienten anfällig für opportunistische Infektionen, welche, nach kardiovaskulären Erkrankungen, die führende Todesursache von Patienten mit funktionierendem Nierentransplantat darstellen [48-50]. Im Jahr der Transplantation kostet die Behandlung eines NTX-Patienten in den USA ca. 100.000 $ und ca. 20 % dieser Kosten entstehen allein durch Diagnose und Behandlung von Infektionen [50, 51]. Immunsuppressiva tragen direkt zu den hohen Kosten von nierentransplantierten Patienten bei, da sie lebenslang täglich eingenommen werden müssen. Die Kosten für diese Medikamente belaufen sich auf mindestens 1000 $ jährlich [51]. Neben dem steigenden Risiko für Infektionen steigt durch die Immunsuppression auch das Risiko des Auftretens von Neoplasien [52]. Non-Hodgkin Lymphome treten bei nierentransplantierten Patienten 350 mal, Kaposi-Sarkome 500 mal häufiger auf als bei nicht Immunsupprimierten Vergleichspatienten

[52]. Das Risiko, innerhalb von 10 Jahren nach Transplantation an Hautkrebs zu erkranken, beträgt je nach Region zwischen 10 und 45 % und innerhalb von 20 Jahren zwischen 40 und 75 % [53]. Die lebenslange Einnahme von Medikamenten wie Ciclosporin A oder Tacrolimus hat ein weiteres Problem zur Folge: Sie sind nephrotoxisch und tragen damit selbst zur Chronischen Allotransplantat Nephropathie bei [54, 55]. Zudem haben die gegenwärtig verwendeten Immunsuppressiva toxische Effekte auf das kardiovaskuläre System und erhöhen somit die Sterblichkeit an ischämischen Ereignissen [57]. Mit dem Erhalt eines Nierentransplantats sind eine Reihe von Verpflichtungen verbunden, um die Funktionsfähigkeit des Transplantats möglichst lange zu bewahren. Dazu gehören vor allem die Einhaltung des medikamentösen Therapieschemas, Infektionsprävention und regelmäßige Besuche des betreuenden Arztes. Diese Aufgaben stellen erhebliche Ansprüche an die Persönlichkeit des Patienten und erschweren die langfristige Kooperation. Eine systematische Untersuchung der Datenlage aus 38 klinischen Studien hat ergeben, dass 28 % der Patienten selbst angeben, sich nicht an die Vorgaben zu halten [58]. Über 16 % der Nierentransplantate erleiden aufgrund von mangelnder Compliance der Patienten einen vorzeitigen Funktionsverlust [58].

Diese Zusammenhänge machen die gegenwärtigen Probleme auf dem Feld der Organtransplantation deutlich. Statt durch das neue Organ von seiner Krankheit geheilt zu werden, bleibt der Patient lebenslang abhängig von medizinischer Betreuung. Trotz erheblichen persönlichen und finanziellen Aufwandes kann oft nicht verhindert werden, dass das Organ im Laufe der Zeit seine Funktion verliert und eine erneute Transplantation nötig wird. Knapp 14 % der Kandidaten für eine Transplantation und über 15 % der Kandidaten für eine Nierentransplantation haben zuvor ein Transplantat erhalten, das seinen Dienst versagt hat [59].

Unter immunologischer Toleranz versteht man das Fehlen einer detektierbaren Immunantwort auf ein intaktes Gewebe [60]. Transplantattoleranz ist die andauernde Akzeptanz des transplantierten Organs bei sonst erhaltener Immunfunktion ohne Notwendigkeit zur anhaltenden Immunsuppression [60]. Mit Hinblick auf die oben angesprochenen Probleme in der Organtransplantation ist die Induktion von Transplantattoleranz von großem Interesse: In einem Zustand von Transplantattoleranz entfällt das Risiko der „echten" chronischen Abstoßung ebenso wie der Zwang zur lebenslangen Immunsuppression und den damit assoziierten Problemen [17, 61]. Darum wird die Induktion von Transplantattoleranz auch als „Heiliger Gral" der Transplantationsmedizin bezeichnet [73, 74].

1.2.2 Induktion von Transplantattoleranz

Entsprechend der Vielfältigkeit der Immunantwort gibt es eine Vielzahl möglicher Ansätze, Transplantattoleranz zu induzieren. Einige Arbeitsgruppen versuchen, die Antigenizität des Transplantats soweit zu reduzieren, dass es vom Immunsystem nicht erkannt wird. Eine andere Möglichkeit ist die Transplantation an Stellen im Körper, die vom Immunsystem nicht errreicht werden, wie z. B. die vordere Augenkammer, das Gehirn oder der Hoden (privileged sites, immunprivilegierte Organe). Nicht jedes Organ kann in eine immunprivilegierte Umgebung transplantiert werden und die Verminderung der Antigenizität des Transplantats ist an sich nicht ausreichend, um die Abstoßung zu unterdrücken [60]. Zudem muss die Immunantwort an sich verändert werden, um auch für andere Felder der Medizin von dem Phänomen der immunologischen Toleranz zu profitieren. Denn auch für Autoimmunerkrankungen und die Tumorforschung sind Etablierung bzw. Disruption von immunologischer Toleranz wegweisende Konzepte [62]. Aus diesen Gründen zielt der Großteil der Ansätze zur Induktion von Transplantattoleranz auf die Modifikation der Alloreaktion.

Ein für alle Formen der Toleranzinduktion zumindest teilweise relevantes Phänomen ist der sogenannte Chimärismus. Chimärismus bezeichnet die Präsenz lymphohämatopoetischer Zellen, die ursprünglich nicht dem Wirtsorganismus entstammen [63]. Gemischter Chimärismus ist die gleichzeitige Präsenz von lymphohämatopoetischen Spender- und Empfängerzellen in einem Organismus [63].

Durch die gezielte Induktion von Chimärismus oder gemischtem Chimärismus kann donorspezifische Toleranz erzeugt werden. Das Konzept geht zurück auf Billingham, Brent und Medawar, die Mäusefeten in utero Knochenmarkzellen injizierten und damit spezifische Toleranz erzeugen konnten [64]. In einer klinischen Studie war die Induktion von donorspezifischer Toleranz auf der Grundlage von gemischtem Chimärismus nach kombinierter Knochenmarks- und Nierentransplantation bereits erfolgreich [65, 66].

Wie unter 1.1.2 erwähnt, sind die T-Lymphozyten für die Initiierung einer Immunantwort auf das Transplantat unabdingbar. Bretscher und Cohn erkannten zu Beginn der 1970er Jahre, dass die Erkennung eines nicht-immunogenen Moleküls antigensensible Zellen paralysieren kann und dass diese Paralyse auf einer unvollständigen Signaltransduktion beruht [67]. Die Bindung des T-Zell-Rezeptors (TCR) an den Peptid-MHC-Komplex allein hat die bleibende Anergie der T-Zelle zur Folge, d.h. sie ist nicht mehr in der Lage, auf einen antigenen Stimulus mit Zytokinproduktion oder Proliferation zu reagieren [68]. Nur im Kontext einer adäquaten Kostimulation ermöglicht die Ligation des TCR eine volle Aktivierung der T-Zelle [69]. Das am besten charakterisierte kostimulatorische Signal geht vom B7:CD28 / CTLA-4 System aus [69, 70]. B7-1 und B7-2 sind zwei verwandte Moleküle aus der Immunglobulinsuperfamilie, die abhängig vom Aktivierungszustand auf B-Zellen, DC und Makrophagen exprimiert werden. CD28 und CTLA-4 können beide B7-Moleküle binden und werden vornehmlich auf T-Zellen exprimiert, wobei CD28 konstitutiv exprimiert wird und CTLA-4 nur nach Aktivierung der Zelle hochreguliert wird. CTLA-4 hat eine 20 fach höhere Affinität zu den B7-Molekülen als CD28 und überträgt ein Signal, das die Aktivität der T-Zelle hemmt [70]. Somit liegt seine physiologische Bedeutung wahrscheinlich in der Limitierung der T-Zell Aktivität und in der Begrenzung der Immunantwort [19, 20]. Die Manipulation des B7:CD28 / CTLA-4 Systems ist ein Ansatz zur gezielten Induktion von immunologischer Toleranz mit monoklonalen Antikörpern. Ziel ist es, die B7:CD28 Interaktion zu verhindern oder die direkte CTLA-4 Wirkung nachzuahmen und damit die Lymphozytenaktivierung zu unterbinden. So konnten Perrin et al zeigen, dass mit monoklonalen anti-CD28 Antikörpern das Auftreten klinischer Symptome von experimenteller Autoimmunenzephalitis im Mäusemodell verhindert werden kann

[71]. Mit humanen Inselzell-Xenotransplantaten konnten Lenschow et al nach Behandlung mit CTLA-4 Antikörpern (CTLA-4Ig) eine andauernde euglykämische Stoffwechsellage in diabetischen Mäusen erreichen [72]. Dengler et al wiesen jedoch darauf hin, dass durch die Blockade der B7:CD28-Interaktion keine echte Toleranz entsteht, da bei dieser Methode keine regulatorischen T-Zellen entstehen, welche dauerhaft alloreaktive T-Zell-Klone unterdrücken können [75]. Ein weiterer Grund für die mangelhafte Effizienz der Kostimulationsblockade besteht wahrscheinlich auch in der Redundanz der Mechanismen des Immunsystems. So gibt es Möglichkeiten, den Ausfall des B7:CD28-vermittelten Signals zu kompensieren, wie B7RP-ICOS (B7 related protein inductible T-cell costimulator) oder Zytokine wie IL-6 oder TNFα [76]. Ähnliches gilt für die Blockade anderer kostimulatorischer Systeme wie CD40:CD154 oder ICAM-1:LFA-1 [vgl. 70].

1.2.2.1 Infektiöse Transplantattoleranz

Ein in der Klinik anwendbares Konzept zur Induktion von Transplantattoleranz muss die Vorteile der vorgenannten Strategien Chimärismus und Kostimulationsblockade vereinen. Die erzielte Toleranz muss robust und dauerhaft sein, jedoch ohne eine aufwändige und gefährliche Vorbereitungstherapie zu erfordern. Qin et al zeigten Anfang der 1990er Jahre in Versuchen mit Mäusen, wie mit monoklonalen Antikörpern gegen CD4 und CD8 ein sich selbst unterhaltender Mechanismus von Transplantattoleranz induziert werden kann [77]. Dieser Mechanismus beruht auf regulatorischen CD4+ T-Zellen, welche die Fähigkeit haben, die Reaktion anderer für das Antigen spezifische T-Zellen zu unterdrücken [77, 78]. Infundiert man tolerogen behandelten Nagern Lymphozyten von nicht-toleranten Spendern, so werden diese ebenfalls tolerant gegenüber dem spezifischen Antigen [79, 80]. Das bedeutet, dass die Fähigkeit zur Unterdrückung reaktiver Zellen von einer Generation von T-Zellen auf die nächste übertragen werden kann [77, 81, 82]. Dadurch kann diese Form der immunologischen Toleranz mit einer zeitlich begrenzten Antikörpertherapie induziert werden und lebenslang erhalten bleiben. Die tolerogenen Eigenschaften selbst können auch durch den Transfer von Immunzellen der Milz (Splenozyten) von einem tolerogen behandelten Organismus auf einen naiven Organismus übertragen werden

[77, 83]. Aufgrund der Tatsache, dass diese Form der Toleranz sich zwischen T-Zell Populationen ähnlich einem infektiösen Agens ausbreiten kann, wird sie als Infektiöse Toleranz bezeichnet.

Onodera et al konnten in einem Rattenmodell mit der intermittierenden Gabe eines monoklonalen Antikörpers gegen CD4 dauerhafte und übertragbare Toleranz von Herztrantransplantaten erzielen [82]. Die Tiere waren vor Transplantation mit Hauttransplantaten sensibilisiert worden und die Herztransplantate waren vollständig MHC-inkompatibel. Die Tatsache, dass 100 % der Transplantate überlebten und die antigenspezifische Toleranz mittels adoptivem Zelltransfer über zwei Generationen übertragen werden konnte, unterstreicht die Effizienz des verwendeten Antikörpers [82]. Mit dem gleichen Antikörper konnte in Rattenmodellen die Abstoßungsreaktion von allogenen Nieren- und Hauttransplantaten langfristig unterdrückt werden, was ebenfalls für die Effektivität der RIB 5/2-Therapie spricht [84, 85]. Winsor-Hines und Mitarbeiter konnten mit einem ähnlichen Antikörper in Primaten bleibende Toleranz erzeugen [86]. Durch RIB 5/2 wird das CD4-Glykoprotein moduliert, was zu einer fehlerhaften Signaltransduktion durch den TCR und in der Folge zu einer Unreaktivität der T-Zelle gegenüber dem Antigen führt [138 - 140].

2 Problemstellung und Hypothese

Mit der Notwendigkeit zur lebenslangen Einnahme von Immunsuppressiva nach Nierentransplantation sind eine Vielzahl von Risiken, Kosten und Anforderungen an den Patienten verbunden. Die Induktion von spezifischer Transplantattoleranz gilt als eine vielversprechende Alternative zur klassischen Immunsuppression. Von vielen in der experimentellen Erprobung befindlichen Strategien stellt die Induktion von sogenannter Infektiöser Transplantattoleranz mit monoklonalen anti-CD4-Antikörpern ein robustes und effektives Verfahren dar. Der Einfluss von antigenunabhängigen Faktoren auf die Induktion von Infektiöser Transplantattoleranz ist bisher nicht untersucht worden. Die Kaltischämiezeit ist ein experimentell leicht zu modifizierender Faktor, der auf das Transplantatüberleben unter klassischer Immunsuppression einen signifikanten Einfluss hat. In Nagermodellen, in denen Ciclosporin A zur Immunsuppression verwendet wurde, hatte schon eine Verlängerung der Kaltischämiezeit auf 2 bzw. 5 Stunden eine signifikante Verschlechterung der Transplantatfunktion und der Transplantatmorphologie zur Folge [136, 137].

In der vorliegenden Arbeit wurde der Einfluss einer verlängerten Kaltischämiezeit auf die Induktion und Übertragbarkeit von Infektiöser Toleranz anhand eines bewährten Rattenmodells untersucht. Der Arbeit lag die Hypothese zugrunde, dass eine verlängerte Kaltischämiezeit auch bei toleranzinduzierender Behandlung eine messbare Verschlechterung der Morphologie und Funktion der Transplantate bewirkt. Nach adoptivem Transfer von Splenozyten aus der ersten Empfängergeneration wurde eine zweite Transplanatationsserie durchgeführt. Nach einem kurzen Beobachtungszeitraum von 20 Tagen wurden relevante Zellpopulationen (T-Zellen, donorstämmige Zellen und Dendritische Zellen) und Zytokine (IL-4, IL-6, IL-10, TNFα und IFNγ) untersucht, um Veränderungen der Akutreaktion auf das Transplantat festzustellen.

In der vorgelegten Arbeit sollten im Einzelnen folgende Fragen beantwortet werden:

Gelingt in einem bewährten Tiermodell die Induktion antigenspezifischer Transplantattoleranz trotz verlängerter Kaltischämiezeit?

Verschlechtert eine signifikant verlängerte Kaltischämiezeit die Transplantatfunktion und -morphologie auch, wenn statt klassischer Immunsuppression antigenspezfische Toleranz erzeugt wird?

Hat die verlängerte Kaltischämiezeit während der ersten Transplantationsgeneration einen signifikanten Einfluss auf die Akutreaktion des Immunsystems auf ein allogenes Transplantat in einer zweiten Empfängergeneration?

Welche Schlussfolgerungen lassen sich daraus über die Mechanismen schließen, die der Induktion und Übertragung von Transplantattoleranz zugrunde liegen?

3 Methoden

3.1 Tierversuch

Alle Tierversuche erfolgten nach Genehmigung durch die zuständigen Behörden (Landesamt für Gesundheit und Soziales, Berlin, Tierversuchsvorhaben G 0096 / 03). Als Modell wurde ein hoch allogenes „high responder" Transplantationsmodell verwendet. Als Spendertiere wurden Ratten des Inzuchtstammes Dark Agouti (DA, RT1^{av1}) eingesetzt, als Empfängertiere Ratten des Inzuchtstammes Lewis (RT1^1). Sämtliche Tiere wurden von der Firma Harlan Winkelmann, Borchen, Deutschland bezogen. Die männlichen Ratten wurden in einem antigenkontrollierten Umfeld aufgezogen und wogen zum Zeitpunkt der Operation 150 – 200 Gramm. Während des gesamten Versuchszeitraums hatten die Tiere freien Zugang zu Futter und Wasser. Sie wurden zu 2 - 5 Tieren pro Käfig gehalten. Unterbringung und Betreuung der Tiere erfolgten in der Tierexperimentellen Einrichtung der Charité, Campus Virchow-Klinikum (Leitung: PD Dr. med. vet. Christian Große-Siestrup) gemäß den Empfehlungen der Gesellschaft für Versuchstierkunde (GV-SOLAS).

3.1.1 Erste Transplantationsserie

Der Tierversuch gliederte sich in eine erste und eine zweite Serie von Nierentransplantationen (Siehe Abb. 1). Während der ersten Transplantationsserie wurden die Empfängertiere perioperativ mit dem monoklonalen Anti-CD4-Antikörper RIB 5/2 behandelt. Ab Tag 1 vor Transplantation bis Tag 3 nach Transplantation wurde den Empfängertieren täglich zur gleichen Uhrzeit 10mg / kg des Antikörpers in physiologischer Kochsalzlösung verdünnt mit einer Kanüle durch die Bauchdecke hindurch in den Peritonealraum injiziert. Die Tiere wurden zu diesem Zweck in einer Narkosekammer mit einem Gemisch aus Sauerstoff und 3 Volumenprozent Isofluran narkotisiert.

Die orthotopen Nierentransplantationen wurden gemäß einem standardisierten Verfahren durchgeführt [87]. Für die Entnahme der Spenderniere wurden die Spendertiere auf die beschriebene Weise narkotisiert. Anschließend wurde das Fell der Bauchdecke rasiert und die Tiere an den Extremitäten mittels Klebestreifen auf der Arbeitsfläche fixiert.

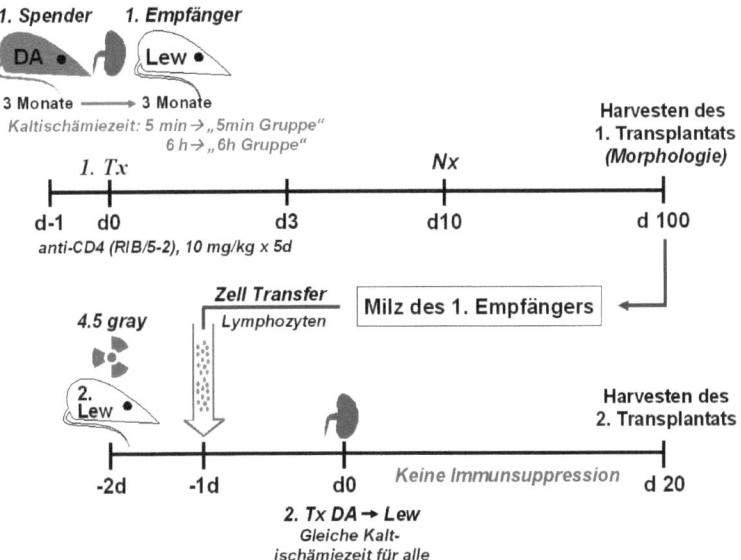

Abb.1: Übersicht über den Versuchsaufbau: bei der ersten Serie von Nierentransplantationen von DA nach Lewis wurde RIB 5/2 verabreicht um antigenspezifische Toleranz zu induzieren. Bei einer Versuchsgruppe betrug die Kaltischämiezeit 5 Minuten (± 2), bei der anderen Versuchsgruppe 6 Stunden (± 5 Minuten). Nach 100 Tagen wurden die Splenozyten dieser Tiere aufbereitet und in Tiere übertragen, die zuvor subletal bestrahlt wurden. 24 Stunden später wurde diesen Tieren eine DA-Niere implantiert. Bei dieser zweiten Transplantationsserie lag die Kaltischämiezeit für beide Gruppen bei 25 Minuten (± 5), die Empfänger erhielten keine weitere Immunsuppression.

Zur Unterhaltsnarkose erhielten die Tiere Sauerstoff mit einem Isofluxrananteil von 2 bis 3 Volumenprozent. Mit einer Schere wurde die Längslaparotomie in der abdominalen Mittellinie vorgenommen und nach Darstellung der Rektusscheide der Bauchraum mit einem Schnitt entlang der Linea alba eröffnet. Mit in isotoner Kochsalzlösung getränkten Kompressen wurde das Intestinum überdeckt und mit Haken in Position gehalten um einen freien Zugang zur linken Niere und ihren Gefäßen zu ermöglichen.

Für die Spenderorganentnahme wurden die A. und V. renalis mit Mikropinzetten und Wattetupferstäbchen freipräpariert (Siehe Abb. 2). Eventuell vorkommende Kollateralgefäße wurden mit 7-0 Seide ligiert. Die Niere wurde aus ihrer Kapsel gelöst, der Ureter dargestellt und auf halbem Weg zwischen Nierenpol und Harnblase abgesetzt.

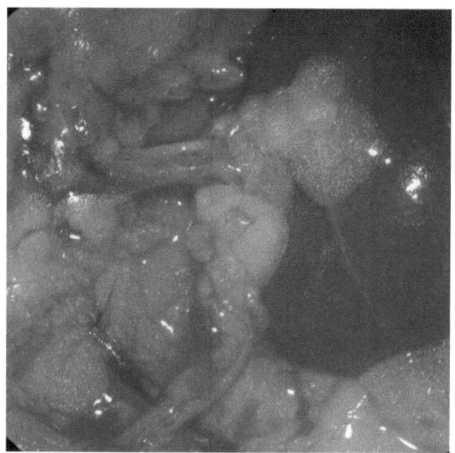

Abb. 2: Die Spenderniere im Situs mit freipräparierten Nierengefäßen. Der Ureter zieht von Fettgewebe umgeben vom Nierenpol nach sieben Uhr. Das Organ ist teilweise aus seiner Kapsel gelöst.

Das periureterale Fettgewebe verblieb am Ureter, um eine ausreichende Blutversorgung sicherzustellen. Anschließend wurde den Tieren über die V. dorsalis penis eine Lösung aus 0,8 ml isotoner Kochsalzlösung und 0,2 ml Heparin-Natrium injiziert. In die Aortenbifurkation wurde nun ein Verweilkatheter platziert, die V. cava inferior inzidiert und die Aorta abdominalis unterhalb des Diaphragmas abgeklemmt. Über den Verweilkatheter wurde die zu entnehmende linke Niere vorsichtig mit 15 ml isotoner Kochsalzlösung gespült, um die Erythrozyten aus den parenchymalen Blutgefäßen zu entfernen. Zur Konservierung wurde die Niere über den Verweilkatheter mit insgesamt 8 ml UW-Lösung durchspült. Schließlich wurden die A. und V. renalis mit Hilfe einer mikrochirurgischen Schere durchtrennt und die Niere entnommen. Bis zur Implantation in das Empfängertier wurden die Nieren in UW-Lösung bei 4° Celsius aufbewahrt.

Die Empfängertiere wurden auf die gleiche Weise wie die Spendertiere narkotisiert, rasiert und auf der Arbeitsfläche fixiert. Längslaparotomie und Darstellung der linken Niere wurden durchgeführt wie oben für die Spendertiere beschrieben. A. und V. renalis wurden freipräpariert und eventuell vorkommende Kollateralgefäße mit 7-0 Seide legiert. Der Ureter wurde im oberen Drittel zwischen Harnblase und Gefäßpol der Niere gemeinsam mit seinem periureteralen Fettgewebe durchtrennt. Nun wurde zunächst die linke A. renalis, dann die V. renalis auf halbem Weg zwischen Aorta und Gefäßpol der Niere mit einem Mikroaneurysmaclip geklemmt, durchtrennt und das frei gewordene Organ entfernt.

Der Zeitraum zwischen Beginn der Perfusion bis zur orthotopen Platzierung des Transplantats im Empfänger entspricht der sogenannten Kaltischämiezeit . Die Zeitspanne zwischen Platzierung des Transplantats im Empfänger und dem Anschluss an den Empfängerkreislauf wird als Warmischämiezeit bezeichnet (Siehe Abb. 3). Um die Vergleichbarkeit der Resultate zu gewährleisten, wurde die Warmischämiezeit in allen Versuchen auf 30 Minuten begrenzt. Für eine Versuchsgruppe von 8 Tieren wurde die Kaltischämiezeit auf fünf Minuten (± 2) begrenzt, indem Organentnahme und Vorbereitung des Empfängers so aufeinander abgestimmt wurden, dass direkt nach der Entnahme der Niere aus dem Spender mit dem Anschluss des Organs an den Empfängerkreislauf begonnen werden konnte. Diese Tiere wurden in Gruppe A zusammengefasst. Sieben Tiere mit einer Kaltischämiezeit von sechs Stunden wurden in Gruppe B zusammengefasst.

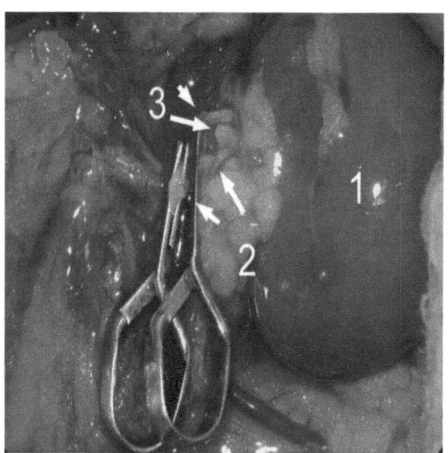

Abb. 3: Das mit Konservierungslösung gespülte Spenderorgan (1) wurde orthotop im Empfänger platziert. Die präparierten Stümpfe der A. und V. renalis (2) sind durch einen Mikroaneurysmaclip abgeklemmt. Aus dem Nierenpol ragen die entsprechenden Gefäße des Transplantats hervor (3)

Zur Anastomosierung der Gefäße der Spenderniere mit den Gefäßstümpfen des Empfängers wurde 10-0 Prolene verwendet. Zunächst erfolgte durch 8 bis 10 Einzelkopfnähte die Verbindung der A. renalis, danach wurde die V. renalis durch zwei Einzelkopfnähte und eine fortlaufende Naht miteinander verbunden. Nun wurden die Mikroaneurysmaclips geöffnet und die Spenderniere somit an den Kreislauf des Empfängertieres angeschlossen. Bei Öffnung der Clips wurde darauf geachtet, dass das transplantierte Organ gleichmäßig reperfundiert wurde (siehe Abb. 4). Die Ureteranastomose wurde anhand von 4 Einzelkopfnähten mit 10-0 Prolene durchgeführt. Abschließend wurden die Haken entfernt, das Intestinum reponiert und der M. rectus abdomini entlang der Linea alba durch eine fortlaufende Naht mit 7-0 Prolene verschlossen. Die durch Laparatomie inzidierte Haut wurde ebenfalls durch eine fortlaufende Naht mit 7-0 Prolene verschlossen. Die Klebestreifen an den Extremitäten wurden entfernt und die Tiere während der Aufwachphase in einem isolierten Käfig unter einer Wärmelampe aufbewahrt.

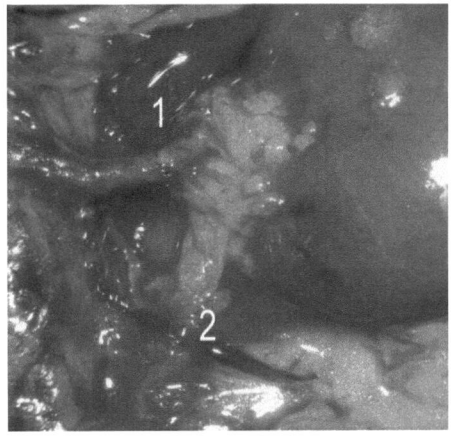

Abb. 4: Nach der Anastomosierung wurden die Gefäßclips geöffnet. Bei gelungener Operation färbte sich das Organ sofort wieder rosig an. Die Venenanastomose (1) verdeckt hier die Arterienanastomose. Die Ureteranastomose (2) erfolgte zuletzt.

3.1.2 Entnahme der kontralateralen Niere des Empfängertieres

An Tag 10 post transplantationem wurde die kontralaterale Niere entnommen um beim Vergleich der Nierenfunktionsparameter mit Sicherheit auf das transplantierte Organ schließen zu können. Zu diesem Zweck wurden die Tiere erneut wie oben beschrieben narkotisiert und auf der Arbeitsfläche fixiert. Wie oben für die linke Niere beschrieben wurde ein Zugang zur rechten Niere geschaffen, die rechte A. und V. renalis freipräpariert und mit 7-0 Seide legiert. Der rechte Ureter wurde auf halbem Weg zwischen Gefäßpol der Niere und Harnblase durchtrennt. Wie oben beschrieben wurde die Operationswunde verschlossen und die Tiere zum Aufwachen verwahrt.

3.1.3 Überwachung der Transplantatfunktion

Die Kreatin Clearance ist ein sehr aussagekräftiger Parameter zur Beurteilung der Nierenfunktion und zur Abschätzung des Transplantatoutcomes [88, 89]. Diese wurde anhand folgender Formel bestimmt:

$$\text{Kreatinin-Clearance} = \frac{\text{Kreatininkonzentration im Urin} \times \text{Urinzeitvolumen}}{\text{Kreatininkonzentration im Plasma}}$$

Hierfür wurde den Tieren nach zwei, sechs und zwölf Wochen in Narkose Blut entnommen und über einen Zeitraum von 24 Stunden Urin gesammelt. Der Urin wurde mit Hilfe sogenannter metabolischer Käfige gesammelt, die so angeordnet sind, dass sämtlicher vom Tier ausgeschiedener Urin in einem Gefäß gesammelt wird. Für die Blutentnahme wurde das Tier wie oben beschrieben narkotisiert und die Schwanzvene zur Blutentnahme punktiert. Die Bestimmung der Blut- und Urinkreatininkonzentration erfolgte mittels modifizierter Jaffé-Reaktion im Institut für Laboratoriumsmedizin und Pathobiochemie der Charité, Campus Virchow Klinikum.

Als weiterer Parameter zur Beurteilung der Nierenfunktion wurde der Grad der Proteinurie bestimmt. Im Rattenmodell korreliert die Proteinurie eng mit morphologischen Veränderungen im Rahmen einer chronischen Allotransplantatnephropathie [90]. Im Menschen wird sie von manchen Autoren als wichtigster Prognosefaktor für Transplantatfunktion und -überleben nach Nierentransplantation angegeben [91-93]. Der Proteingehalt im Sammelurin wurde mittels Benzethoniumchloridreaktion im Institut für Laboratoriumsmedizin und Pathobiochemie der Charité, bestimmt.

3.1.4 Ende des Beobachtungszeitraums nach der ersten Transplantation

Nach 100 Tagen wurden die Tiere der ersten Transplantationsserie wie oben beschrieben narkotisiert, rasiert und auf der Arbeitsfläche fixiert. Der Zugang zum Abdomen wurde auf die gleiche Weise geschaffen wie unter 3.1.1 beschrieben. Nach dem Freilegen der linken Niere und der Aortenbifurkation wurde den Tieren über die V. dorsalis penis 0,2 ml in 1 ml isotoner Kochsalzlösung gelöstes Heparin-Natrium injiziert. In die Aortenbifurkation wurde ein Verweilkatheter gelegt, über den 3 ml Blut in eine Heparin-Monovette abgenommen wurde. Nun wurde die Aorta abdominalis unterhalb des Zwerchfells mit Hilfe einer OP-Zange abgeklemmt, die V. cava inferior inzidiert und die Niere über den Verweilkatheter mit 15 ml isotoner Kochsalzlösung gespült. Anschließend wurde die Niere entnommen und für spätere histologische Untersuchungen in 10 prozentiger Formaldehydlösung konserviert. Zusätzlich wurde die Milz entnommen und zur Aufbereitung für den Zelltransfer in RPMI-Medium aufbewahrt.

3.1.5 Adoptiver Zelltransfer

Die Milz wurde in RPMI-Medium in einer sterilen Petrischale zerkleinert und die entstehende Suspension durch einen Cell Strainer mit 70 μm Porengröße filtriert. Das Filtrat wurde auf 30 ml mit RPMI-Medium aufgefüllt und anschließend bei 1200 U / min 5 Minuten bei 4° Celsius zentrifugiert. Der Überstand wurde verworfen und das Pellet in 10 ml RPMI aufgenommen. Zur Lyse der Erythrozyten wurde nun 20 ml steriles aqua dest. zugegeben. Nach 10 Sekunden wurde die Lyse gestoppt, indem das Blue Cap mit RPMI aufgefüllt und erneut zentrifugiert wurde. Anschließend wurde das Pellet mit 30 ml PBS gewaschen und die Zellzahl mit einer Neubauer-Zählkammer auf 10^8 Zellen / ml eingestellt. Ein Milliliter dieser Zellsuspension wurde den 24 Stunden zuvor mit 4,5 Gy Photonenstrahlung bestrahlten Empfängertieren in Narkose mittels einer 0,9 mm Kanüle in den Peritonealraum injiziert. Zur Narkose wurde den Empfängertieren 50 mg Metamizol in isotoner Kochsalzlösung intramuskulär verabreicht. Die Zeiträume zwischen der Bestrahlung und dem Zelltransfer wurden für alle Tiere konstant gehalten. Die Zusammensetzung der transferierten Splenozyten wurde mittels FACS-Analyse untersucht. Die Zellen wurden hierfür gemeinsam mit dem Zellpool für den Zelltransfer aufbereitet, jedoch ein Teil der Zellsuspension auf eine Konzentration von 1 x 10^6 Zellen / ml eingestellt. Die Analyse erfolgte nach dem unter 3.2 beschriebenen Prinzip.

3.1.6 Zweite Transplantationsserie

Die Nierentransplantationen der zweiten Transplantationsserie erfolgte 24 Stunden nach dem Zelltransfer. Die Entnahme des Spenderorgans und dessen Implantation erfolgten auf die gleiche Weise wie unter 3.1.1 beschrieben. Während der zweiten Transplantationsserie erfolgte keine Variation der Kaltischämiezeiten. Diese lagen für alle transplantierten Organe bei 25 Minuten (± 5). Während des zweiten Beobachtungszeitraums erhielten die Tiere keine weitere Immunsuppression. Aufgrund des kurzen Beobachtungszeitraums wurde keine Ektomie der kontralateralen Niere vorgenommen.

Nach 20 Tagen (± 1) wurde der zweite Beobachtungszeitraum beendet. Das Vorgehen zur Entnahme des transplantierten Organs entsprach dem unter 3.1.6 beschriebenen. Für spätere Untersuchungen wurden Milz, aortennahe Lymphknoten und die transplantierte Niere entnommen. 2 ml Blut wurden aus der Aorta abdominalis in eine heparinisierte Standardmonovette abgenommen. Von den Transplantaten wurde jeweils eine Probe für die Hämatoxylin / Eosin (H&E)-Färbung in Formaldehydlösung konserviert. Aus allen entnommenen Organen und aus dem Heparin-Blut wurden Einzelzellsuspensionen hergestellt.

3.1.7 Herstellung der Zellsuspensionen für FACS, ELISA und ELISpot

Die Milzen wurde in RPMI-Medium zerkleinert, durch einen Cell Strainer filtriert, zentrifugiert und die Erythrozyten durch Lyse entfernt. Nach Zentrifugation wurden die Pellets gewaschen, in RPMI+FCS aufgenommen und für die FACS-Färbung, den ELISpot sowie für den ELISA aufgeteilt. Die Zellsuspensionen für FACS und ELISpot wurden mit einer Neubauer-Zählkammer auf 5×10^6 Zellen / ml eingestellt und wie unter 3.2.2 für die FACS-Auswertung präpariert. Mit den Zellen für den ELISpot wurde nach Zellzahleinstellung auf 5×10^6 Zellen / ml wie unter 3.4 beschrieben verfahren. Für den ELISA wurde ein Teil der Zellsuspension in RPMI+FCS auf $1,5 \times 10^7$ Zellen / ml eingestellt. Jeweils 0,5 ml der Zellsuspension wurden mit 10 µl LPS bzw. 5 µl ConA für 5 Stunden bei 4° Celsius mitogen stimuliert. Weitere 0,5 ml wurden mit 2 µl PMA und 2 µl Ionomycin für 24 Stunden stimuliert. Nach Inkubation wurden die Proben sowie die Negativkontrollen zentrifugiert und die Überstände für die spätere Auswertung bei −80°C tiefgefroren. Die entnommenen Lymphknoten wurden in RPMI in einer sterilen Petrischale zerkleinert und die entstehende Suspension durch einen Cell Strainer filtriert, anschließend zentrifugiert und das Pellet in 1 ml RPMI+FCS gelöst. Die Nierentransplantate wurden in Kollagenaselösung zerkleinert, 30 Minuten bei 37° Celsius aufbewahrt und anschließend in RPMI zentrifugiert. Nach drei Waschschritten wurde die Suspension durch einen Cell Strainer filtriert und anschließend in 24 ml PBS aufgenommen. Anhand von Dichtezentrifugation durch Pancoll®-Lösung wurden die mononukleären Zellen (Lymphozyten, Monozyten und Makrophagen) isoliert, in RPMI überführt und noch einmal gewaschen. Die Blutproben wurden mit PBS auf 24 ml verdünnt und die mononukleären Zellen mit Dichtegradientenzentrifugation durch Pancoll® isoliert. Die Zellsuspensionen der Lymphknoten, des Nierentransplantats, der Blutproben sowie ein Teil der Milzzellen wurden in RPMI+FCS gelöst und mit Hilfe einer Neubauer-Zählkammer auf 5×10^6 Zellen / ml eingestellt. Diese Suspensionen wurden mit der unter 3.2.2 beschriebenen Färbung für die Analyse mittels FACS vorbereitet.

3.2 FACS

3.2.1 Methode

FACS (Fluorescence Activated Cell Sorting) ist ein Verfahren zur Charakterisierung der Zellen eines Zellgemisches. Dabei werden die Zellen nacheinander an einem Laserstrahl vorbeigeführt und anhand der entstehenden Auslenkung und Streuung des Lasers wird die Größe und Granularität der Zellen berechnet. Durch fluoreszierende Antikörper können Oberflächenmoleküle verschiedener Zellen markiert werden. Anhand ihrer Fluoreszenz können diese Antikörper identifiziert und somit bestimmte Oberflächenmoleküle der untersuchten Zellen unterschieden werden. In der vorliegenden Arbeit wurden Antikörper gegen die Oberflächenmoleküle CD3, CD4, CD25, CD86, OX62, RT1A^{ab} und MHCII verwendet. An diese Antikörper waren Fluoreszenzfarbstoffe gekoppelt, die durch einen Laser angeregt wurden und Licht spezifischer Wellenlänge emittierten. Diese Wellenlängen wurden aufgezeichnet und dienten somit der Identifikation des jeweiligen Antikörpers. In der vorliegenden Arbeit wurden folgende Fluoreszenzfarbstoffe verwendet: FITC, PE, APC und PerCP-Streptavidin. Letzterer band an einen biotinylierten Erstantikörper. Die anderen Farbstoffe waren direkt an den Erstantikörper gebunden. Die Anfärbung für CD3 (Panlymphozytenmarker), CD4 (Th-Zellen) und CD25 (α-Kette des IL-2 Rezeptors) erfolgte gemeinsam in einem etablierten Protokoll. Die Schritte wurden unter 3.2.2 beschrieben. Nach einem anderen Protokoll erfolgte die gemeinsame Anfärbung mit Antikörpern gegen CD86 (Kostimulatorisches Molekül und Aktivierungsmarker [94]), OX62 (Dendritische Zellen), MHC II (Antigen Präsentierende Zellen) sowie RT1A^{ab} (spezifisches MHC-Antigen auf der Zelloberfläche des Donorstammes [93, 95]). Diese Färbung wurde unter 3.2.4 beschrieben. Mit dem im Folgenden beschriebenen Färbeprotokoll wurden Zellen aus den nach Zweittransplantation entnommenen Organen (s. 3.1.7) sowie ein Teil der für den Zelltransfer isolierten Zellen (s. 3.1.5) analysiert.

3.2.2 FACS-Färbung für CD3, CD4 und CD25

400 µl (5 x 10^6 Zellen / ml) der Zellsuspensionen wurden mit 100 µl eines Gemisches aus Polymystirolacetat (PMA; 250 ng / ml), Ionomycin (500 ng / ml) und RPMI+FCS in einem Zentrifugenröhrchen mitogen stimuliert. Nach einer Stunde Inkubation bei 37° Celsius wurden die Synthese und der Golgi-vermittelte Export des Zytokins durch Zugabe von 25 µl Monensin-Lösung gestoppt [96]. Die Proben wurden zweimal mit PBS gewaschen und anschließend die mit Fluoreszenz-Farbstoffen markierten Antikörper für die Oberflächenfärbung zugegeben. In jede Probe wurden pipettiert: 1 µl CD3-FITC, 1 µl CD25-PE sowie 0,5 µl CD4-APC. Nach 30 minütiger Inkubation und zweimaligem Waschen mit PBS wurden die Zellen durch Zugabe von 1 prozentiger Paraformaldehydlösung fixiert, und die Zellmembranen durch Zugabe einer
0,2 prozentigen Saponinlösung permeabilisiert. Nach einem weiteren Waschschritt mit 0,2 % saponinhaltigem PBS wurden 0,5 µl Streptavidin-PerCP zugegeben, 30 Minuten bei 4° Celsius inkubiert und anschließend zweimal mit FACS-Puffer gewaschen. Parallel zu den Proben wurden Isotyp- und Negativ-Kontrollen angefertigt.

3.2.3 FACS-Oberflächenfärbung CD86, OX62, MHCII, RT1A[ab]

400 µl Aliquots der Zellsuspension wurden mit 2 ml FACS-Puffer versehen und bei 1200 U / min und 4° Celsius 5 Minuten zentrifugiert. Anschließend wurden die mit Fluoreszenz-Farbstoffen markierten Antikörper CD86-FITC, OX62-PE, MHCII-PerCP sowie RT1A[ab]-Biotin zugegeben. Diese wurden 30 Minuten bei 4° Celsius mit den Proben inkubiert, zweimal mit je 2 ml FACS-Puffer gewaschen und anschließend 30 Minuten bei 4° Celsius mit Streptavidin-APC inkubiert. Nach zweimaligem Waschen mit je 2 ml FACS-Puffer wurden die Zellen mit 1 ml 1 prozentiger Paraformaldehydlösung fixiert und nach 15 Minuten bei 4° Celsius noch einmal mit FACS-Puffer gewaschen.

3.2.4 Durchflusszytometrie am FACS-Calibur

Die Proben wurden mit einem kalibrierten FACS-Calibur Zytometer gemessen und die Ergebnisse in einem Dot-Plot-Diagramm graphisch dargestellt. Die Auswertung erfolgte mit dem Programm „Cell Quest Software".

3.3 ELISA

3.3.1 Messprinzip

Der Enzyme-linked Immunosorbent Assay, oder Enzymimmuntest, dient der Konzentrationsmessung von Proteinen in einer Lösung. Grundlage des Tests ist eine Titerplatte aus einer festen Matrix, an die ein Antikörper gebunden wird (siehe Abb. 5). Dieser erste Antikörper (Capture-Antikörper) bindet spezifisch an eine Stelle des zu bestimmenden Moleküls. Der zweite Antikörper (Detection-Antikörper) bindet an eine andere Stelle des Moleküls. Er ist mit einem Enzym gekoppelt, dessen Substrat in ein fluoreszierendes Produkt umgesetzt wird. Der Grad der Fluoreszenz ist proportional zur Konzentration des zu bestimmenden Proteins und wird photometrisch gemessen.

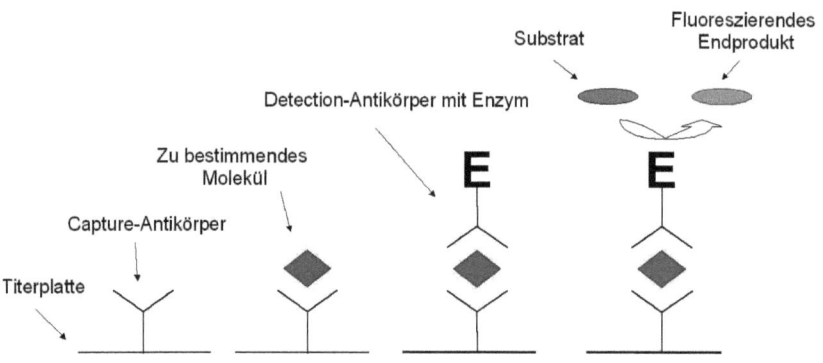

Abb. 5: Messprinzip des Enzymimmuntests in Sandwich Technik. Erläuterungen siehe Text unter 3.3.1

3.3.2 Protokoll

Für die Bestimmung der Konzentrationen von IL-4, IL-6, IL-10 sowie IFNγ und TNFα in den Milzzellkulturüberständen wurden kommerzielle Sandwich-ELISAs entsprechend den Angaben des Herstellers durchgeführt.

Zunächst wurden die Vertiefungen der Mikrotiterplatten über Nacht bei 4°C mit 100 µl des verdünnten Capture-Antikörpers inkubiert. Anschließend erfolgte nach dreimaligem Waschen mit Waschpuffer die Blockade freier Bindungsstellen durch 60 minütige Inkubation mit 200 µl einer Lösung mit Ziegenproteinen (Assay Diluent, im Kit enthalten). Die Platten wurden dekantiert, fünfmal gewaschen und zwei Stunden bei Raumtemperatur (RT) mit einer Standardverdünnungsreihe bzw. den wie unter 3.1.7 beschrieben gewonnenen Proben inkubiert. Im Unterschied zum ELISpot Assay erfolgte beim ELISA eine unspezifische mitogene Stimulation der Zellen mit Concavalin A. Nach fünfmaligem Waschen wurden die Wells für eine Stunde bei RT mit dem entsprechend verdünnten Detection-Antikörper inkubiert und anschließend 7 mal gewaschen. Anschließend wurde für 30 Minuten das verdünnte Enzym zugesetzt, 7 mal gewaschen und die Substratlösung aufgetragen. Nach ausreichender Farbentwicklung in der Standardreihe wurde die Farbreaktion mittels einer 2 M H_2SO_4-Lösung gestoppt. Die Extinktion wurde bei 450 nm Wellenlänge gemessen. Anhand der Standardverdünnungen wurden Eichkurven erstellt mit deren Hilfe aus den gemessenen Extinktionen die Zytokinkonzentrationen der einzelnen Proben ermittelt wurden.

3.4 ELISpot

3.4.1 Messprinzip

Der ELISpot-Assay ist eine hochsensible Methode zur Bestimmung der Zytokinaktivität auf Einzelzellniveau. Der Assay wird durchgeführt auf einer Mikrotiterplatte mit 96 Vertiefungen (Wells), auf welcher im ersten Arbeitsschritt

Antikörper gegen ein Epitop des gesuchten Zytokins gebunden werden. Werden die Zellen gemeinsam mit dem stimulierenden Agens für 24 Stunden im Well mit den fixierten Antikörpern inkubiert, setzen sie das entsprechende Zytokin frei. Das Zytokin wird im nahen Umfeld der freisetzenden Zelle an die fixierten Antikörper gebunden. Nach Abwaschen überschüssiger Zellen und ungebundenen Zytokins wird ein gegen ein anderes Epitop des Zytokins gerichteter biotinylierter Antikörper aufgetragen, der mit einem an Streptavidin konjugierten Enzym verbunden wird. Schließlich wird mit einem präzipitierenden Substrat so lange inkubiert bis makroskopisch sichtbare gefärbte Stellen (Spots) erscheinen, die je einer zytokinproduzierenden Zelle entsprechen. Die Auszählung der Spots erfolgt computergestützt.

In der vorliegenden Arbeit wurde mittels ELISpot die spenderspezifische IFNγ-Produktion von Immunzellen der zweiten Empfängergeneration 20 Tage nach Tx 2 untersucht (s. 3.1.7). Als spenderspezifisches Antigen dienten isolierte Splenozyten eines unbehandelten Männchens des Spenderstammes (DA). Die Frequenz alloreaktiver Empfängerzellen wurde als Verhältnis der Anzahl gemessener Spots (entsprach der Anzahl IFNγ- produzierender Zellen) zur eingesetzten Gesamtzahl der Empfängerzellen angegeben.

3.4.2 Arbeitsschritte

Die durchgeführten Schritte entsprachen im Wesentlichen dem Protokoll des Herstellers und wurden in der eigenen Arbeitsgruppe geringfügig modifiziert. Die 96 Wells der mit Polyvinylidendifluorid beschichteten Mikrotiterplatte wurden 10 Minuten bei Raumtemperatur mit 70 % Ethanol benetzt und nach dreimaligem Waschen mit PBS mit dem Capture-Antikörper über Nacht inkubiert. Überstände wurden mit PBS entfernt und freie Bindungsstellen durch zweistündige Inkubation mit Magermilchpulver (skimmed dry milk) blockiert [97]. Nach dem Abwaschen der Überstände erfolgte die spenderspezifische Stimulation der zu untersuchenden Empfänger-Splenozyten, welche wie unter 3.1.7 beschrieben gewonnen wurden. Als Stimulatorlösung dienten die Splenozyten eines unbehandelten DA-Männchens, welche mit dem gleichen Verfahren isoliert wurden wie die Splenozyten der Emfängertiere. 100 µl der gelösten Stimulatorzellsuspension (5 x 10^6 Zellen / ml) wurden mit 100 µl der zu untersuchenden Splenozytensuspension des Empfängers für 24 Stunden inkubiert. Parallel dazu wurden mit einem Aliquot jeder Lösung Negativkontrollen (100 µl Zellsuspension + 100 µl RPMI / FCS) sowie Positivkontrollen (100 µl Zellsuspension + 100 µl PMA / Ionomycin-Lösung als unspezifischer Stimulator) mitgeführt. Zur Beendigung der Reaktion wurden die Zellen mittels 0,1 prozentiger Polysorbat 20 Lösung lysiert und die überstehenden Zellbestandteile herausgewaschen. Nach 90 minütiger Inkubation mit dem Detektionsantikörper wurden 100 µl der streptavidingebundenen Alkalischen Phosphatase aufgetragen. Nach 45 Minuten Inkubationszeit und Herauswaschen der Überstände wurde das Substrat (BCIP / NTB) hinzugegeben. Nach vier Minuten wurde die Reaktion durch Spülen mit Aqua dest gestoppt, anschließend erfolgte die maschinelle Auszählung der Spots.

3.5 Morphologie

3.5.1 Anfertigung der Gewebeschnitte

Die in 10 prozentigem Formaldehyd fixierten Proben (s. 3.1.4) wurden im verwendeten Paraffin-Automaten maschinell entwässert und in Formen eingebettet. Von jedem Paraffinblöckchen wurden mit einem Schlittenmikrotom 4 - 5 µm dicke Schnitte angefertigt. Diese wurden in einem handwarmen Wasserbad gestreckt, auf einen Objektträger aufgetragen und über Nacht getrocknet. Die Schnitte wurden mit Hilfe von Xylolersatz entparaffiniert, in einer absteigenden Alkoholreihe rehydriert, mit Hämatoxylin und Eosin gefärbt und in einer aufsteigenden Alkoholreihe entwässert. Nach 2 x 15 Minuten im Paraclearbad wurden die Schnitte in einem xylolhaltigen Einbettmedium auf Objektträgern eingebettet.

3.5.2 Auswertung der Gewebeschnitte

Alle Auswertungen wurden verblindet durchgeführt, ohne Kenntnis der Gruppenzugehörigkeit des entsprechenden Tieres. In der vorliegenden Arbeit sollte anhand der Histologie untersucht werden, inwiefern die Transplantate 100 Tage nach Toleranzinduktion typische Merkmale einer chronischen Transplantatnephropathie aufwiesen und inwiefern diese auf eine chronische Alloreaktion zurückzuführen waren. 20 Tage nach Zelltransfer und der zweiten Transplantatationsserie wurden die Organe ebenfalls histologisch bezüglich akuter Abstoßungsreaktionen untersucht. Für die Bestimmung des Transplantatzustandes nach Ersttransplantation und Toleranzinduktion wurden die Gewebeschnitte auf interstitielle Fibrose, Tubulusatrophie, Glomerulosklerose, Atherosklerose und Zellinfiltration untersucht. Für die Gradeinteilung wurde ein semiquantitatives Bewertungssystem verwendet, das auf der Banff Klassifikation für die Nierentransplantatpathologie basiert [98]. Nach der Banff-Klassifikation wird die chronische Transplantatnephropathie (CTN) durch den histologischen Nachweis einer interstitiellen Fibrose und Tubulusatrophie definiert.

Der Grad der Glomerulopathie ist nach der Banff-Klassifikation ein Anhaltspunkt für die chronische Abstoßung. Im klassischen immunsuppressiven Setting konnte ein signifikanter Einfluss der Kaltischämiezeit auf den Zustand der Glomeruli und den Grad der Glomerulosklerose nachgewiesen werden [99]. Es ist bekannt, dass IL-6 mit der Entwicklung einer Fibrose sowie der Ausbildung einer mesangialen Glomerulosklerose in Zuammenhang steht [100, 101]. Zur Bestimmung des Glomerulosklerosegrades wurden sämtliche auf den angefertigten Schnitten sichtbare Glomeruli in 200 facher Vergrößerung auf das Vorliegen einer Glomerulosklerose hin beurteilt und der prozentuale Anteil der sklerosierten Glomeruli an der Gesamtzahl berechnet. Als Kriterien der Glomerulosklerose wurden die Zunahme der mesangialen Matrix, die Verdickung der Bowman´schen Kapsel, sowie die Sklerosierung der Kapillarschlingen evaluiert.

Als Schlüsselcharakteristikum für das Vorliegen einer chronischen Abstoßung wird von manchen Autoren die Intimahyperplasie in kleinen Arterien angegeben [102,

103]. Bei histologischem Nachweis dieser Gefäßveränderungen spricht man von Transplantatarteriosklerose. Der Grad der Zellinfiltration gibt einen Hinweis darauf, inwiefern zelluläre Alloimmunreaktionen im Transplantat ablaufen.

Für die Kriterien Tubulusatrophie, interstitielle Fibrose, Arteriosklerose und Zellinfiltration wurde eine etablierte semiquantitative Bewertungsskala verwendet. Auf der Skala von 0 bis + 3 wurde das Ausmaß der Ausprägung der genannten Kriterien angegeben und graphisch dargestellt.

20 Tage nach Zelltransfer und Transplantation wurden die Organe histologisch untersucht, um festzustellen ob eine akute Abstoßung vorliegt. Die Beurteilung der Gewebeschnitte erfolgte anhand der Banff-Klassifikation von 1997 [104]. Dieser Klassifikation folgend kann eine akute Abstoßung anhand der Nierenbiopsie je nach Schweregrad in Grad I bis III eingeteilt werden. Demnach liegt eine akute Abstoßung vor, wenn eine signifikante interstitielle Infiltration (>25 % des Parenchyms betroffen) vorliegt und Foci von entzündlich veränderten Tubuli nachgewiesen werden. Je nachdem ob die Tubulitis moderat oder schwer ausgeprägt ist, spricht man von Grad IA oder IB. Liegen zusätzlich entzündliche Veränderungen in der Lamina intima der Arterien vor, so spricht man von Grad II der akuten Abstoßung. Greift die Entzündung auf die Wandschichten über und / oder finden sich fibrinoide Veränderungen, so handelt es sich dieser Einteilung zufolge um eine akute Abstoßung °III.

3.6 Statistische Verfahren

Die statistische Auswertung und graphische Darstellung der Ergebnisse erfolgte mit Hilfe der Statistiksoftware GraphPad InStat Version 3.0. Für die Signifikanzprüfung wurden im Fall ordinaler oder nicht-parametrischer Werte der Mann-Whitney-U-Test verwendet. Für numerische Werte, die einer Gauß'schen Verteilung folgten, kam der Students T-Test zum Einsatz. Alle Daten wurden als arithmetisches Mittel ± mittlerer Standarfehler aufgeführt. Als statistisch signifikant wurde eine Irrtumswahrscheinlichkeit kleiner 0,05 angesehen und als p-Wert angegeben.

4 Material

Die folgende Tabelle enthält die Markennamen der verwendeten Materialien. Das Material wurde alphabetisch aufgelistet. Die Bezeichnungen entsprechen den im Text verwendeten.

Antikörper RIB 5/2	Großzügig zur Verfügung gestellt von PD Dr. med. Manfred Lehmann vom Institut für Medizinische Biometrie und Molekularbiologie der Universität Rostock. Der Antikörper wurde durch ein etabliertes Verfahren hergestellt [84].
APC mouse IgG	BD Pharmingen GmbH, Heidelberg, Deutschland
Aqua Dest	Ampawa, Fresenius Kabi, Bad Homburg, Deutschland
Bauchhaken	Eigenbau
β-Mercapto-Ethanol	Sigma-Aldrich GmbH, Steinheim, Deutschland
BSA	Sigma-Aldrich GmbH, Steinheim, Deutschland
CD3 FITC	BD Pharmingen GmbH, Heidelberg, Deutschland
CD4 APC	Biocarta, Hamburg, Deutschland
CD25 PE	Becton Dickinson GmbH Heidelberg, Deutschland
CD86 FITC	BD Pharmingen GmbH, Heidelberg, Deutschland
Cell Strainer	70µm, BD Falcon™ BD Biosciences, Erembodegen, Belgien
Coating Buffer (ELISA)	8,4g $NaHCO_3$ und 3,56g Na_2CO_3 wurden zu 1l Aqua dest. aufgefüllt,
ConA	Pharmacia Biotech GmbH, Freiburg, Deutschland
Eisessig	Merck, Darmstadt, Deutschland
ELISA-Kit	Capture Antikörper und Detection Antikörper Anti-Rat IL-4, IL-6, IL-10, IFNγ, TNFα, sowie die Enzymreagentien (Avidin-Meerrettich-Peroxidase-Konjugat) und die rekombinanten Proteinlösungen wurden als Kit (OptEIA™ Set) bezogen von BD Biosciences, San Diego, USA
ELISpot-Kit	Capture und Detection Antikörper, Trockenmilch sowie Enzym (Streptavidin Alkalin Phosphatase) und Substrat (BCIP / NTB) waren in dem verwendeten Kit enthalten: ELI-SPOT RAT IFNγ PVDF-Version 10x96 Tests, Art. Nr. 867011010, Milenia Biotec, Bad Nauheim, Deutschland
Eosin	HT110232-1L, Sigma-Aldrich Chemie GmbH, Taufkirchen, Deutschland
Eppendorf-Gefäße 2ml	Sarstedt AG&Co, Nümbrecht, Deutschland
Ethanol	Herbetha Arzneimittel Berlin, Deutschland
FACS-Puffer	PBS mit 1 % BSA und 0,1 % Na Azid (10g BSA + 1g Na Azid gelöst in 1000ml PBS)

Faden Prolene® 10/0	Ethicon, Norderstedt, Deutschland, Best. Nr. 7596
Faden Prolene® 7/0	Ethicon, Norderstedt, Deutschland, Art. Nr. 18541G
FCS	Gibco BRL Life Technologies, Eggenstein, Deutschland
Federschere	Bad Oeynhausen, Deutschland, Art. Nr. 15024-10 F.S.T.
Formalin	4 % gepuffert auf pH 7,4, Herbeta Arzneimittel Berlin, Deutschland
Hämatotoxylin	HHS32-1L, Sigma-Aldrich Chemie GmbH, Taufkirchen, Deutschland
H_2SO_4	Merck, Darmstadt, Deutschland
IFNγ biotin	M-701-B, Perbio Science Deutschland GmbH, Bonn, Deutschland
Ionomycin	I0634-1MG, Sigma-Aldrich Chemie GmbH, Taufkirchen, Deutschland
Isofluran®	Abbot, Wiesbaden, Deutschland
Kammer zur Induktion der Gasnarkose	Eigenbau
Kanülen	BD Microlance, Becton Dickinson S.A., Fraga, Spanien
Ketamin	Ketavet® Pfizer GmbH, Karlsruhe, Deutschland
Korkplatte 35x35 cm	Eigenbau
Lesegerät für ELISpot	ELISPOT-Reader, AID GmbH, Herford, Deutschland
L-Glutamin	Gibco BRL Life Technologies, Eggenstein, Deutschland
Heparin-Natrium	Liquemin®, Roche, Grenzach-Whylen, Deutschland
LPS	Sigma-Aldrich GmbH, Steinheim, Deutschland
Medium	Hergestellt aus 500 ml RPMI 1640, 5 ml L-Glutamin, 5ml PenStrep, 5ml Nicht essentielle Aminosäuren, 5ml Na-Pyruvat, 1ml 0,025 molare β-Mercapto-Ethanol-Lösung
MHCII PerCP	BD Pharmingen GmbH, Heidelberg, Deutschland
Mikroaneurysmaclip	Medicon Instrumente, Tuttlingen, Deutschland, Art. Nr. 58.56.05
Mikroskop	CME 222, Leica, Bensheim, Deutschland
Mikro-Pinzette	Medicon Instrumente, Tuttlingen, Deutschland, Micro 2000, Art. Nr. 07.61.27
Mikro-Pinzette	Umkirch, Deutschland, Art. Nr. 12-414-11-21, KLS Martin
Mikro-Pinzette	KLS Martin, Umkirch, Deutschland, Art. Nr. 12-414-11
Mischgerät	Promax 2020, Heidolph, Schwabach, Deutschland
Monensin	Sigma-Aldrich GmbH, Steinheim, Deutschland
Multiplette Plus	Eppendorf AG, Hamburg, Deutschland
Na-Azid	Sigma-Aldrich GmbH, Steinheim, Deutschland

NaCl	Fresenius Kabi, Bad Homburg, Deutschland
Nadelhalter	Aesculap AG&Co, Tuttlingen, Deutschland, Modell BM563R
Nadelhalter	KLS Martin, Umkirch, Deutschland, Art. Nr. 20-303-01
Narkosemaske mit integrierter Absaugung	Eigenbau
Non-Essential AA	Gibco BRL Life Technologies, Eggenstein, Deutschland
OP-Abdecktücher steril	Foliodrape, Hartmann AG, Heidenheim, Deutschland
Operationsmikroskop	Leica M690 mit stufenlos verstellbarer Vergößerung (max. 40 fach)
OX62PE	BD Pharmingen GmbH, Heidelberg, Deutschland
Pancoll®-Lösung	Dichte 1,091 g / ml; Pan Biotech GmbH, Aidenbach, Deutschland
Paraclear®	Quartett GmbH, Berlin, Deutschland
Paraffin-Automat	EG 1140 H, Leica Mikrosysteme, Bensheim, Deutschland
Paraformaldehyd	Sigma-Aldrich GmbH, Steinheim, Deutschland
PBS	Gibco BRL Life Technologies, Eggenstein, Deutschland
PE mouse IgG	BD Pharmingen GmbH, Heidelberg, Deutschland
PenStrep	Gibco BRL Life Technologies, Eggenstein, Deutschland
PerCP mouse IgG	BD Pharmingen GmbH, Heidelberg, Deutschland
Petrischale	Becton Dickinson Labware Europe, Le Pont De Claix, Frankreich
Pipette	Pipet boy, Integra Bioscience GmbH, Fernwald, Deutschland
Pipetten	2,5 ml, 100ml, 1000ml, 5000ml, Eppendorf AG, Hamburg, Deutschland
Pipettenspitzen 10 µl	Diamond D10, Gilson S.A.S., Villiers-le-Bel, Frankreich
Pipettenspitzen 200 µl	Sarstedt AG&Co, Nümbrecht, Deutschland
Pipettenspitzen 1000 µl	Sarstedt AG&Co, Nümbrecht, Deutschland
Pipettenspitze für Multipette	Combi Tips 5ml, 10ml, 50ml, Eppendorf AG, Hamburg, Deutschland
PMA	Sigma-Aldrich Chemie GmbH, Taufkirchen, Deutschland
Polysorbat 20	Tween 20 ®, Sigma-Aldrich Chemie GmbH, Taufkirchen, Deutschland
Präparierschere	Aesculap AG&Co, Tuttlingen, Deutschland, Modell BC106
RPMI 1640	PAA Laboratories GmbH, Pasching, Deutschland
RPMI / FCS	RPMI wurde im Verhältnis 10:1 mit FCS gemischt
RT1Aab biotin	BD Pharmingen GmbH, Heidelberg, Deutschland

Rundröhrchen	5ml Falcon, Becton Dickinson Labware Europe, Le Pont De Claix, Frankreich
Photometer	Fluostar Galaxy, BMG Labtech, Offenburg, Deutschland
Saponin	Sigma-Aldrich Laborchemikalien GmbH, Seelze, Deutschland
Schüttelgerät	Vortex Genie 2, Scientific Industries, New York, USA
Seide	6/0 USP 0,7 metrisch, Resorba, Nürnberg, Deutschland
Serologische Pipette 5ml, 10ml	Falcon, Becton Dickinson Labware Europe, Le Pont De Claix, Frankreich
Skalpell, Einweg	Feather Safety Razor Co. Ltd, Osaka, Japan
Bioreader (ELISpot)	BIOREADER 3000C, BIO-SYS GmbH, Karben, Germany
Spritzen 1ml, 10ml, 20ml	Becton Dickinson, Madrid, Spanien
Streptavidin APC	BD Pharmingen GmbH, Heidelberg, Deutschland
Streptavidin-Peroxidase	K037711-2, Dako Deutschland GmbH, Hamburg, Deutschland
Substratlösung (ELISA)	1 TMB(Tetramethylbenzidin)-Tablette in 10ml Substratpuffer gelöst, direkt vor Gebrauch 2 µl 30 prozentige H2O2-Lösung zugegeben
Substratpuffer (ELISA)	25,7ml 0,2M Na_2HPO_4+24,3ml 0,1M Zitronsäure + 50ml destilliertes Wasser
Titerplatte (ELISA)	Nunc Immunomodule F16 Maxisorp loose, Nunc A / S, Roskilde, Dänemark
Titerplatte(ELISpot)	Polyvinyliden-Membran, 96 wells, Millipore, Bedford, MA, U.S.A.
Transferpipette	Sarstedt, Nümbrecht, Deutschland
Trypanblau	Sigma-Aldrich GmbH, Steinheim, Deutschland
Tween-20	Sigma-Aldrich GmbH, Steinheim, Deutschland
UW Lösung	Viaspan, DuPont Pharma GmbH, Bad Homburg, Deutschland
Unsterile Mullkompressen	Karl Beese GmbH, Barsbüttel, Deutschland
Unsterile Wattestäbchen	Assistent® Karl Hecht KG, Sondheim / Röhn, Deutschland
Urinbecher 100ml	Sarstedt AG&Co, Nümbrecht, Deutschland
Venvenverweilkanüle	BD Venflon Pro Beckton Dickinson Infusion therapy, Helsingborg, Schweden
Waschpuffer (ELISA)	PBS + 0,05 % Tween-20
Zentrifugenröhrchen 15ml, 50ml	Sarstedt AG&Co, Nümbrecht, Deutschland
Zentrifuge	Varifuge 3.0R, Heraeus Sepatech, Osterode / Harz, Deutschland
Zytometer	Facscalibur, BD Biosciences, Heidelberg, Deutschland

5 Ergebnisse

5.1 Toleranzinduktion bei verlängerter Kaltischämiezeit

5.1.1 Überlebensdaten

Die Überlebensrate sämtlicher operierter Tiere betrug 100 %. Wird die gleiche Transplantation ohne Immunsuppression oder Gabe eines immunmodulatorischen Agens zwischen den verwendeten Rattenstämmen durchgeführt, so werden die Transplantate innerhalb von 4 bis 5 Tagen irreversibel zerstört [130]. Das Überleben der transplantierten Tiere im vorliegenden Versuch ist auf die Wirkung des monoklonalen Antikörpers RIB 5/2 zurückzuführen.

5.1.2 Überwachung der Transplantatfunktion

Kreatininclearance und Proteinurie sind aussagekräftige Parameter zur Bestimmung der Nierenfunktion [88 – 93]. Die Werte wurden an drei Zeitpunkten während des Beobachtungszeitraumes von 100 Tagen nach Transplantation bestimmt.

Die Normalwerte der Kreatininclearance von nicht operierten männlichen Ratten vergleichbaren Gewichts und Alters werden in der Literatur mit 1,3 ± 0,3 ml / min angegeben [133 – 135]. Wie auf Abb 9.1 ersichtlich, ergab sich für beide Versuchsgruppen ein annähernd paralleler Verlauf. Zwei Wochen nach Operation zeigten beide Gruppen Werte innerhalb des Referenzbereichs (1,13 ± 0,10 vs. 1,06 ± 0,34 ml / min). Sechs Wochen post OP waren die Werte für beide Gruppen angestiegen (1,42 ± 0,08 ml / min respektive 1,57 ± 0,44 ml / min). Zum Ende des Beobachtungszeitraumes waren die Clearancewerte bei beiden Gruppen wieder abgefallen. Sie lagen in der 5min Gruppe mit 0,93 ± 0,31 unter und für die 6h Gruppe mit 1,10 ± 0,25 leicht über dem Ausgangswert nach zwei Wochen (siehe Abb. 9.1).

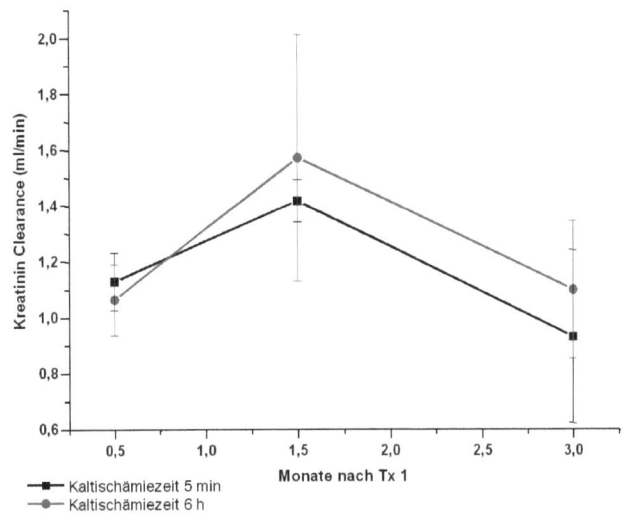

	5min Gruppe			6h Gruppe	
Monate nach Tx 1	Mittel	± SE	Monate nach Tx 1	Mittel	± SE
0,5	1,13	0,10	0,5	1,06	0,13
1,5	1,42	0,08	1,5	1,57	0,44
3	0,93	0,31	3	1,10	0,25

Abb. 9.1: *Kreatininclearance nach der ersten Transplantation in Abhängigkeit von der Zeit.*

Die Normalwerte für Proteinausscheidung werden in der Literatur für Tiere vergleichbaren Alters und Geschlechts mit 6 ± 2 mg / 24h angegeben [180]. In der vorliegenden Arbeit wurde unabhängig von der Kaltischämiezeit nach zwei Wochen eine bei beiden Gruppen vergleichbar niedrige Proteinausscheidung festgestellt (5,55 ± 0,55 vs. 4,98 ± 0,56 mg / 24h in der 6h Gruppe) (siehe Abb. 9.2). In der 5min Gruppe wurden im Verlauf ansteigende Werte gemessen, nämlich 8,43 ± 1,13 mg / 24h nach 6 Wochen und 13,33 ± 2,19 mg / 24h nach 12 Wochen. In der 6h Gruppe erreichte die Proteinausscheidung nach 6 Wochen ein Maximum bei 10,36 ± 2,91 mg / 24h und fiel dann wieder ab auf 7,89 ± 1,70 mg / 24h (siehe Abb. 9.2).

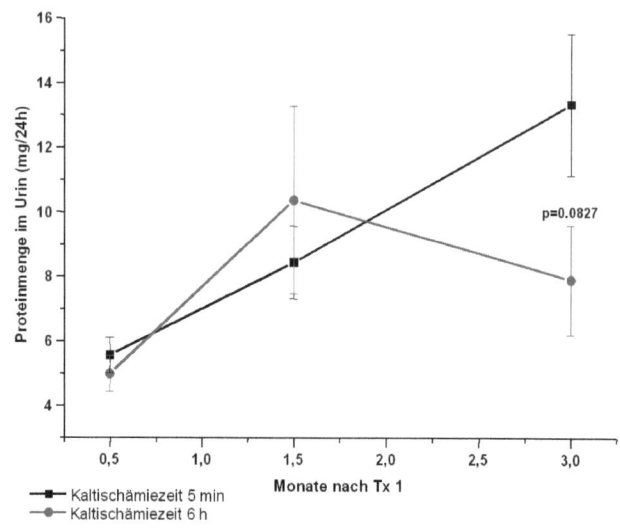

	5min Gruppe			6h Gruppe	
Monate nach Tx 1	Mittel	± SE	Monate nach Tx 1	Mittel	± SE
0,5	5,55	0,55	0,5	4,98	0,56
1,5	8,43	1,13	1,5	10,36	2,91
3	13,33	2,19	3	7,89	1,70

Abb. 9.2: *Proteinurie nach der ersten Transplantation in Abhängigkeit von der Zeit.*

5.1.3 Transplantatmorphologie

100 Tage nach Nierentransplantation wurden die transplantierten Organe histologisch untersucht. Der Grad der Tubulusatrophie und der interstitiellen Fibrose sind aussagekräftige Parameter zur Beurteilung des Transplantatzustandes. Anhand der Ausprägung dieser Kennzeichen wird das Vorliegen einer Chronischen Allograft Nephropathie (CAN) bestimmt und laut Banff-Klassifikation in Schweregrade eingeteilt. Wie in Abbildung 10 dargestellt, zeigten beide Gruppen eine vergleichbare Ausprägung der Tubulusatrophie. Entsprechend der Banff-Klassifikation wurden

diese Werte als mild bis mäßig eingestuft. Die Nephrone der 6h Gruppe wiesen eine stärkere Fibrosierung auf als die Vergleichsgruppe. Dem Mittelwert von 0,28 ± 0,03 in der 5min Gruppe entspricht laut Banff-Klassifikation keine relevante Fibrosierung, in der 6h Gruppe betrug die Fibrosierung 0,93 ± 0,28 auf der numerischen Skala. Dies entspricht einer milden Fibrosierung (Abb. 10).

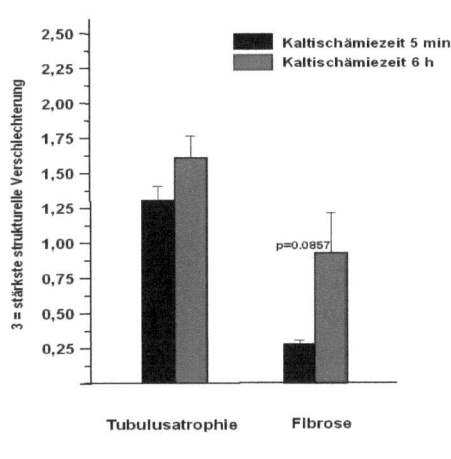

	5min Gruppe		6h Gruppe	
	Mittel	± SE	Mittel	± SE
tubul. Atrophie	1,31	0,1	1,61	0,15
Fibrose	0,28	0,03	0,93	0,28

Abb. 10: Tubulusatrophie und interstitielle Fibrose 100 Tage nach Tx 1. Beide Parameter sind gemäß der Banff-Klassifikation auf einer numerischen Skala von 1 bis 3 angegeben.

Der Grad der Arteriosklerose korreliert mit dem Ablaufen chronischer Abstoßungsprozesse [102, 103]. Die histologische Untersuchung der transplantierten Nieren ergab eine moderate Ausprägung arteriosklerotischer Veränderungen für beide Gruppen. Die Unterschiede zwischen den Versuchsgruppen waren minimal (siehe Abbildung 11). Ebenfalls unsignifikant waren die Unterschiede beim Ausmaß der zellulären Infiltrate. Der Mittelwert von 1,64 ± 0,37 auf der numerischen Skala in der 6h Gruppe entspricht einer mittleren bis moderaten Infiltration. In der 5min Gruppe betrug dieser Wert lediglich 0,86 ± 0,06. In der 6h Gruppe waren 45,41 ± 7,6 % der Glomeruli sklerosiert, in der 5min Gruppe 33,31 ± 1,78 %. Auch diese Unterschiede waren nicht signifikant (Siehe Abb. 11).

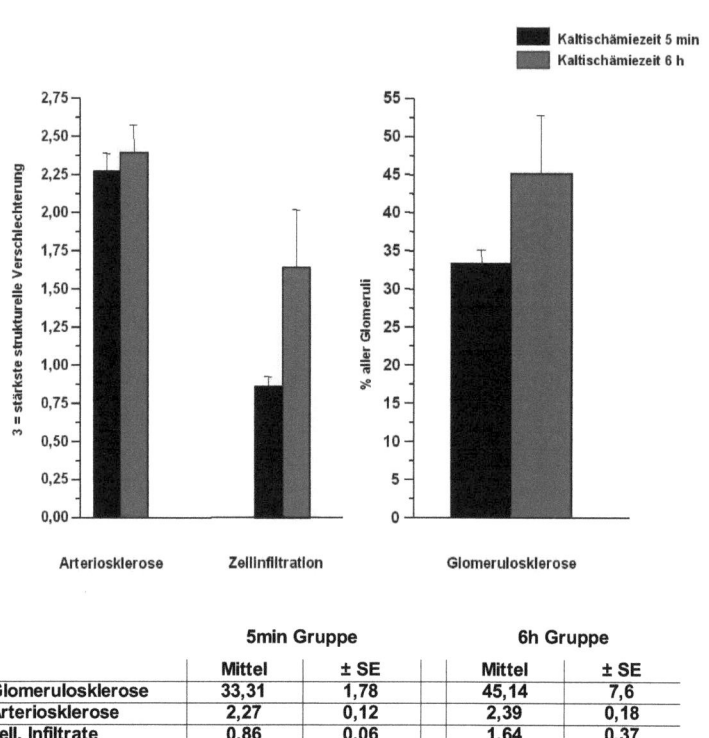

	5min Gruppe		6h Gruppe	
	Mittel	± SE	Mittel	± SE
Glomerulosklerose	33,31	1,78	45,14	7,6
Arteriosklerose	2,27	0,12	2,39	0,18
zell. Infiltrate	0,86	0,06	1,64	0,37

Abb. 11: Arteriosklerose, Zellinfiltration und Glomerulosklerose 100 Tage nach Tx 1. Der Grad der Glomerulosklerose ist in % derjenigen Glomeruli angegeben, die Zeichen von Sklerosierung aufwiesen. Arteriosklerose und Zellinfiltration sind gemäß dem Banff-Schema auf einer numerischen Skala von 1 bis 3 angegeben.

5.1.4 Zusammenfassung der Ergebnisse nach Toleranzinduktion

Die unter 5.1.1 bis 5.1.4 dargestellten Ergebnisse ergaben keinen Hinweis auf einen signifikanten Einfluss der Kaltischämie auf die Toleranzinduktion. Alle transplantierten Tiere überlebten den kritischen Zeitraum von 100 Tagen mit vergleichbaren Nierenfunktionswerten. Morphologisch wies die Gruppe mit verlängerter Kaltischämiezeit tendentiell schlechtere Werte auf.

5.2 FACS-Analyse der transferrierten Zellen

Mittels FACS-Analyse wurde die Zusammensetzung der transferrierten Splenozyten untersucht. Der Anteil der für das jeweilige Oberflächenmolekül positiven Zellen an der Gesamtzahl der Lymphozyten in der Splenozytensuspension ist in Abbildung 12 dargestellt. In der Graphik wird deutlich, dass die Zellsuspensionen beider Gruppen eine ähnliche Zusammensetzung aufwiesen. In der 6h Gruppe fand sich ein etwas geringerer Anteil aller untersuchten Zellpopulationen an der Gesamtzahl der Lymphozyten. Der Anteil der CD3+ Zellen an den Lymphozyten entsprach den T-Zellen und betrug bei beiden Gruppen über 60 % (Siehe Abb. 12). Der Anteil der CD4+ Zellen betrug in beiden Gruppen 43 %. Das CD25 Oberflächenmolekül ist innerhalb der Lymphozytenpopulation auf aktivierten T-Zellen, aktivierten B-Zellen und einigen Thymozyten nachweisbar. Die CD25+ Zellen machten in den untersuchten Lymphozytensuspension jeweils ca. 35 % aus. Der größte Anteil der CD25+ Zellen bestand aus T-Lymphozyten, die im FACS als CD3+CD25+ Zellen erkannt wurden: Ihr Anteil an der Gesamtzahl der Lymphozyten betrug in den beiden Versuchsgruppen ca. 25 %. Der Anteil aktivierter CD4+ T-Lymphozyten (CD4+CD25+ Zellen) lag bei beiden Versuchsgruppen in der Größenordnung von 20 %.

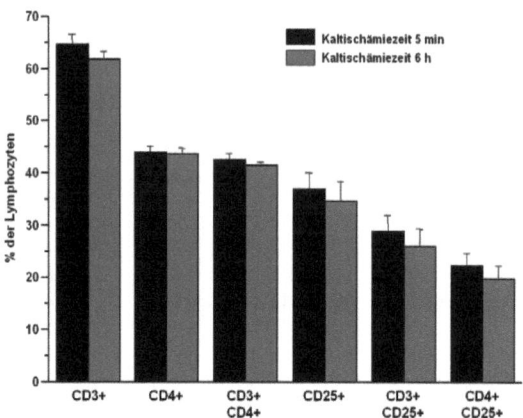

Abb. 12: Zusammensetzung der transferrierten Zellen. Dargestellt ist der Anteil der Zellen, auf denen mit der FACS-Analyse das jeweilige Oberflächenmolekül nachgewiesen werden konnte, an der Gesamtzahl der in der Lösung enthaltenen Lymphozyten.

5.3 Transplantatmorphologie nach der zweiten Transplantationsserie

Zur histologischen Diagnose einer akuten Abstoßung gehört der Nachweis von entzündlichen Veränderungen in den Nierentubuli und den Arterien des Nierenparenchyms, sowie eine signifikante Invasion des Interstitiums durch Entzündungszellen [104]. Signifikant bedeutet in diesem Zusammenhang die Beteiligung von mindestens 25 % des Parenchyms, entsprechend Grad 2 eines semiquantitativen Bewertungsmaßstabes. Diesen Grad erreichten beide Versuchsgruppen (Abb. 13). Gegenüber der Gruppe 5minII zeigte die 6hII Gruppe eine leicht reduzierte interstitielle Infiltration (2,39 ± 0,65 vs. 2,21 ± 0,91). In beiden Versuchsgruppen wurden entzündlich veränderte Tubuli nachgewiesen, mit vergleichbaren Mittelwerten (2,22 ± 0,79 in der 5min Gruppe und 2,14 ± 0,85 in der

6h Gruppe). Insgesamt war die Ausprägung der Tubulitis gemäß der Banff-Klassifikation als moderat bis schwer zu einzustufen.

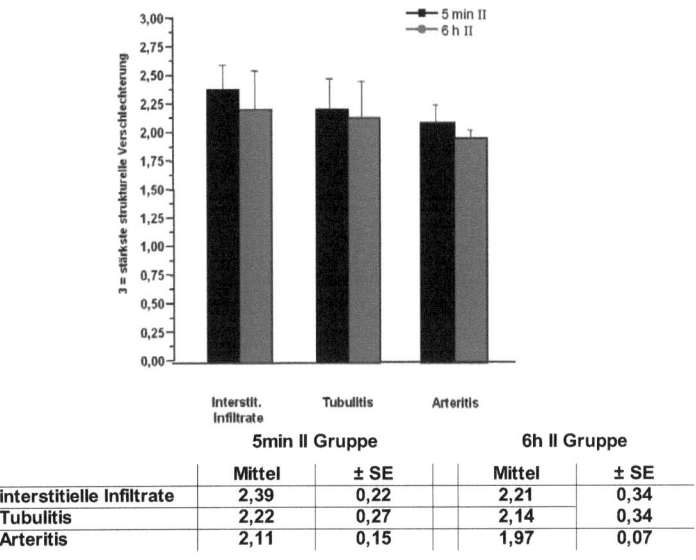

	5min II Gruppe		6h II Gruppe	
	Mittel	± SE	Mittel	± SE
interstitielle Infiltrate	2,39	0,22	2,21	0,34
Tubulitis	2,22	0,27	2,14	0,34
Arteritis	2,11	0,15	1,97	0,07

Abb. 13: Graphische Darstellung der drei Hauptkriterien nach der Banff Klassifikation zur histologischen Diagnose einer Akuten Abstoßung. Die Kriterien Interstitielle Infiltrate, Tubulitis und Arteritis sind auf einer numerischen Skala von 1 bis 3 angegeben.

Die Gefäßentzündung betreffend ergab sich in beiden Versuchsgruppen ein moderates Bild (Abb. 14). Wiederum wurde der Zustand der Transplantate der 6hII Gruppe minimal besser bewertet als der der Tiere aus 5minII (2,11 ± 0,46 vs. 1,97 ± 0,18). Fibrinoide Veränderungen und interstitielle Hämorrhagien sind laut Banff-Klassifikation Manifestationen einer schweren Arteritis. In den Transplantaten beider Versuchsgruppen lagen diese Veränderungen in moderater Ausprägung vor. Auch hier war der Zustand der 6hII Gruppe dem der 5minII Gruppe gegenüber leicht verbessert. Insgesamt zeigten beide Gruppen Zeichen akuter Abstoßung.

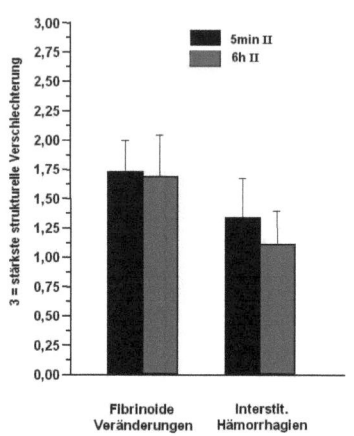

	5min Gruppe		6h Gruppe	
	Mittel	± SE	Mittel	± SE
tubul. Atrophie	1,31	0,1	1,61	0,15
Fibrose	0,28	0,03	0,93	0,28

Abb. 14: Graphische Darstellung des Ausmaßes von fibrinoiden Veränderungen sowie interstitiellen Hämorrhagien in beiden Versuchsgruppen nach Transplantation 2. Auf der Ordinate ist wiederum der relative Bewertungsmaßstab aufgetragen.

5.4 Alloreaktivität nach der zweiten Transplantationsserie

Der ELISpot Assay wurde zur Untersuchung der Alloreaktivität von Splenozyten der zweiten Empfängergeneration eingesetzt. Als Maß der allospezifischen Immunreaktion wurde die IFNγ-Expression dieser Zellen nach spenderspezifischer

Stimulation ermittelt. Die Ergebnisse der Untersuchung sind in Abbildung 15 dargestellt. Beide Versuchsgruppen zeigten vergleichbar viele alloreaktive Zellen im Pool der CD3+ bzw. CD4+ Zellen, wobei der Anteil in der 6hII Gruppe jeweils leicht vermindert war. So produzierten von 10^6 T-Zellen der 5minII Gruppe im Mittel 1733 ± 683 nach Stimulation das Zytokin, während die Tiere der 6hII Gruppe lediglich 1633 ± 691 alloreaktiver Zellen aufwiesen. Unter den CD4+ T-Zellen fand sich ein prozentual größerer Anteil IFNγ-produzierender Zellen als in der gesamten T-Zellpopulation, und auch hier war die Anzahl in der 6hII Gruppe geringer (2720 ± 1158 in der 5minII Gruppe, 2341 ± 1122).

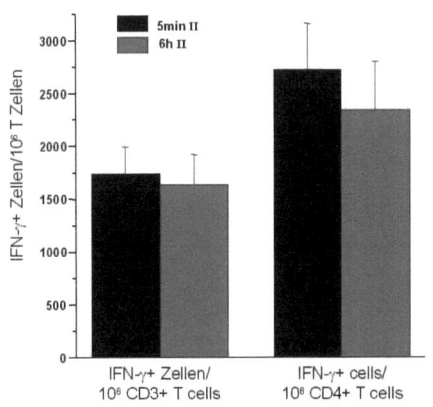

	5min II Gruppe		6h II Gruppe	
	Mittel	± SE	Mittel	± SE
IFN-γ+ Zellen/10^6 CD3+ T-Zellen	1733,33	258,20	1633,33	282,45
IFN-γ+ Zellen/10^6 CD4+ T-Zellen	2719,67	437,55	2341,50	457,88

Abb. 15: Anteil der IFNγ-produzierenden Zellen an 10^6 CD3+ bzw. CD4+ T-Zellen der Splenozytensuspension.

5.5 Zytokinkonzentrationen nach der zweiten Transplantationsserie

Mittels ELISA wurde die Konzentration verschiedener Zytokine in den Überständen von in vitro stimulierten Empfängermilzzellen bestimmt. Erhöhte IFNγ- und TNFα-Spiegel werden nach ischämischer Schädigung von Transplantaten nachgewiesen [106, 110, 111]. Sie fördern die Expression von Adhäsionsmolekülen und MHC-Molekülen auf Gefäßendothelzellen und tragen damit zur Erhöhung der Immunogenität des Transplantats nach ischämischer Schädigung bei [25, 42]. Folglich sind erhöhte IFNγ-Spiegel mit der erhöhten Inzidenz akuter und rekurrenter Abstoßung und einem verschlechtertem Outcome von Nierentransplantaten assoziiert [107, 108]. In tolerogen behandelten Tieren sind die Konzentrationen beider Zytokine signifikant vermindert [112]. Erhöhte TNFα-Spiegel sind ebenfalls mit einem verschlechterten Outcome assoziiert und werden aufgrund einer großen Spezifität als Marker für akute Abstoßung diskutiert [107, 113, 114]. Interessanterweise waren im vorliegenden Versuch die Konzentrationen beider Zytokine in der 6hII Gruppe erniedrigt (siehe Abb. 16a). Mit 5563 ± 704 pg / ml waren die IFNγ-Spiegel gegenüber 8734 ± 1067 pg / ml in der 5minII Gruppe signifikant niedriger. Der p-Wert betrug 0,0246. Die Konzentration des TNFα war mit 6345 ± 827 pg / ml gegenüber 8640 ± 1950 in der 5minII Gruppe ebenfalls vermindert, jedoch erreichte der Unterschied hier keine statistische Signifikanz.

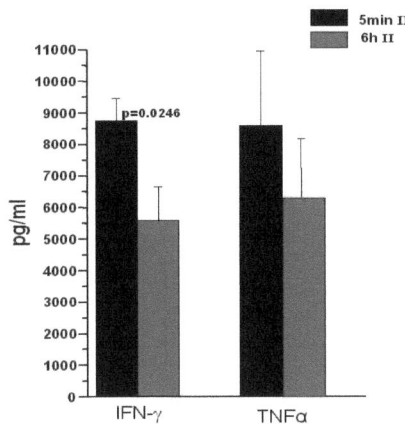

	5min II Gruppe		6h II Gruppe	
	Mittel	± SE	Mittel	± SE
IFN-γ	8733,63	703,72	5562,74	1066,53
TNF-α	8639,79	1949,77	6345,43	827,03

Abb. 16a: Produktion pro-inflammatorischer Zytokine nach unspezifischer in-vitro Stimulation von Splenozyten. Die Versuchsgruppen sind gegen die im ELISA gemessenen und gemittelten Konzentrationen aufgetragen dargestellt.

IL-10 ist ein anti-inflammatorisches Zytokin [111, 115]. Von Dendritischen Zellen und CD4+CD25+ T-Zellen produziertes IL-10 ist für die Induktion von Transplantattoleranz unabkömmlich [116 - 118]. IL-4 wird wie IL-10 zu den sogenannten Th2-Zytokinen gerechnet, welche der Induktion und der Aufrechterhaltung von Infektiöser Toleranz dienen [119, 120]. Im Gegensatz dazu steht IL-6 mit der Entwicklung einer Fibrose sowie der Ausbildung einer mesangialen Glomerulosklerose in Zuammenhang [100, 101]. Serumspiegel von IL-6 werden als prognostischer Parameter für schlechtes Outcome diskutiert [121, 122]. In der vorliegenden Untersuchung konnten keine signifikanten Unterschiede zwischen den Gruppen in den Konzentrationen der immunmodulatorischen Zytokine IL-10, IL-4 und IL-6 nachgewiesen werden (Abb. 16b). IL-10 zeigte in der 6hII Gruppe eine tendentiell niedrigere Konzentration (1463,68 ± 246,53 gegenüber 2180,41 ± 488,01 pg / ml). IL-4 war dagegen in dieser Gruppe leicht erhöht (40,19 ± 10,65 verglichen mit 33,30 ± 5,89 pg / ml in der 5minII Gruppe). IL-6 ist in der 6hII Gruppe erniedrigt (1147,95 ± 214,81 pg / ml vs. 1503,43 ± 367,81 pg / ml).

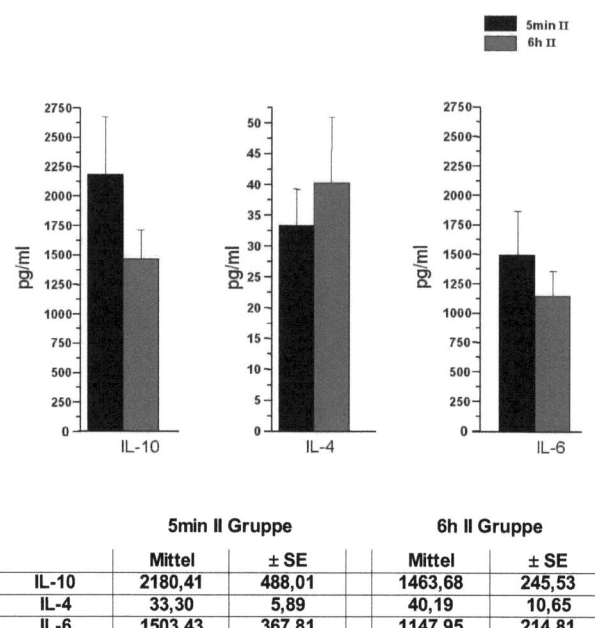

	5min II Gruppe		6h II Gruppe	
	Mittel	± SE	Mittel	± SE
IL-10	2180,41	488,01	1463,68	245,53
IL-4	33,30	5,89	40,19	10,65
IL-6	1503,43	367,81	1147,95	214,81

Abb. 16b: Produktion immunmodulatorischer Zytokine nach unspezifischer in-vitro Stimulation von Splenozyten. Die Versuchsgruppen sind gegen die im ELISA gemessenen und gemittelten Konzentrationen aufgetragen.

5.6 Zusammenfassung von 5.3 bis 5.5

Die Auswertung der Histopathologie der Transplantate 20 Tage nach Zelltransfer erbrachte in beiden Gruppen Zeichen von akuter Abstoßung. Die Zeichen akuter Abstoßung waren in der 6hII Gruppe tendentiell geringer ausgeprägt. Die Analyse der Zytokinproduktion von Empfängermilzzellen aus der zweiten Empfängergeneration mittels ELISA ergaben einen signifikant niedrigeren mittleren IFNγ-Spiegel in der Versuchsgruppe 6hII. Auch die Spiegel des proinflammatorischen Zytokins TNFα waren in der 6hII Gruppe niedriger. Eine ähnliche Tendenz lieferte die ELISpot Untersuchung zur Alloreaktivität, die einen geringeren Anteil alloreaktiver T-Zellen an der untersuchten T-Zell Population in der 6hII Gruppe zeigte. Die ELISA-Analyse der restlichen Zytokine ergab ein uneinheitliches Bild. Die IL-6 Spiegel waren in der 6hII Gruppe leicht vermindert, ebenso die IL-10 Spiegel. Die Konzentration des tolerogenen Zytokins IL-4 war in dieser Gruppe leicht erhöht. Die Zusammensetzung der transferrierten Lösungen war für beide Gruppen im Wesentlichen gleich, wobei in der 6h Gruppe alle Subpopulationen einen etwas geringeren Anteil am untersuchten Zellpool ausmachten.

5.7 Analyse der Zellkonfiguration nach der zweiten Transplantationsserie

5.7.1 FACS-Analyse der T-Zellen

Die Abbildung 17 zeigt den Anteil der T-Lymphozyten an der Gesamtzahl der untersuchten Lymphozyten in den jeweiligen Kompartimenten. In allen Kompartimenten waren die T-Lymphozyten ein wesentlicher Zelltyp, vor allem in Lymphknoten und Transplantaten stellten sie einen großen Prozentsatz dar. Es fanden sich in allen untersuchten Organen minimal höhere Anteile an T-Lymphozyten in der 6hII Gruppe als in der 5minII Gruppe. In den aortennahen Lymphknoten der Tiere der 5minII Gruppe stellten die CD3+ T-Zellen im Mittel 71,90 ± 3,75 %, für die Tiere der 6hII Gruppe betrug der Wert 77,32 ± 2,23 %. Im Blut resultierte ein Wertepaar von 42,93 ± 2,79 % bzw. 46,98 ± 3,07 %. In der Milz waren die Unterschiede mit 31,91 ± 2,54 % gegenüber 32,43 ± 2,98 % noch geringer. Die Zellsuspension, die aus den transplantierten Nieren gewonnen wurde, enthielten in der 5minII Gruppe 62,28 ± 5,48 %, in der 6hII Gruppe 67,49 ± 4,36 % T-Zellen im Lymphozytenanteil.

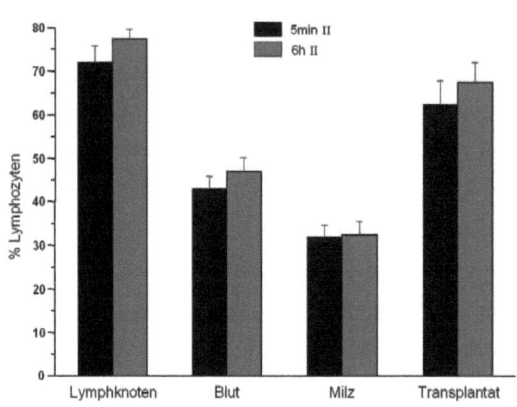

	5min II Gruppe		6h II Gruppe	
	Mittel	± SE	Mittel	± SE
Lymphknoten	71,90	3,75	77,32	2,23
Blut	42,93	2,79	46,98	3,07
Milz	31,91	2,54	32,43	2,98
Transplantate	62,28	5,48	67,49	4,36

Abb. 17: Anteil der T-Zellen (CD3+) an der Gesamtzahl der untersuchten Lymphozyten. Auf der Abszisse sind die Versuchsgruppen nach Kompartiment geordnet aufgetragen, auf der Ordinate ist der jeweilige Anteil an der Gesamtzahl der Lymphozyten abzulesen.

Die Population der CD4+CD25+ T-Zellen enthält die T-regulatorischen Zellen, die bei Induktion, Aufrechterhaltung und Übertragung von Transplantattoleranz eine Schlüsselrolle spielen (123, 124). Eine unterschiedliche Zusammensetzung der Lymphozytenpopulation könnte demnach Anhaltspunkte über die Bedeutung dieser Zellen im vorliegenden Versuch liefern. Wie Abbildung 18 zeigt, war der Anteil der CD4+CD25+ T-Zellen an der Gesamtzahl der untersuchten Lymphozyten in beiden

Gruppen ähnlich. Für alle betrachteten Kompartimente fand sich ein leicht erhöhter Prozentsatz in der 6hII Gruppe. In den aortennahen Lymphknoten fanden sich mit 24,36 ± 2,52 % in der 5minII Gruppe bzw. 24,38 ± 2,71 % in der 6hII Gruppe nahezu identische Werte. Im Blut betrug der gemittelte Anteil 22 ± 1,66 % gegenüber 23,99 ± 3,33 %, in der Milz 14,62 ± 1,88 % vs. 15,08 ± 0,98 % und in den transplantierten Nieren 14,81 ± 2,16 % verglichen mit 15,26 ± 2,34 %.

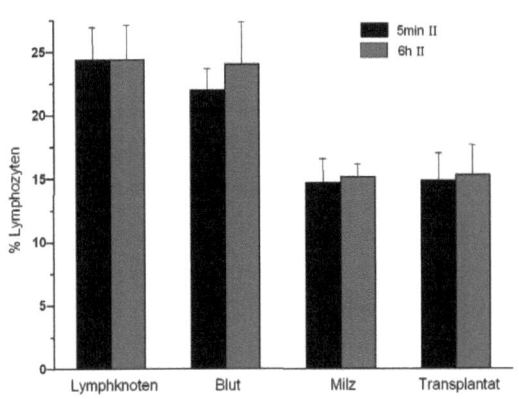

	5min II Gruppe		6h II Gruppe	
	Mittel	± SE	Mittel	± SE
Lymphknoten	24,36	2,52	24,38	2,71
Blut	22,00	1,66	23,99	3,33
Milz	14,62	1,88	15,08	0,98
Transplantate	14,81	2,16	15,26	2,34

Abb. 18: Anteil der CD4+CD25+ T-Zellen an der Gesamtzahl der untersuchten Lymphozyten. Auf der Abszisse sind die Gruppen nach Kompartiment geordnet aufgetragen, auf der Ordinate ist der jeweilige Anteil an der Gesamtzahl der Lymphozyten abzulesen.

5.7.2 FACS-Analyse der Dendritischen und donorstämmigen Zellen

Dendritische Zellen sind die potentesten Antigen Präsentierenden Zellen [34, 35]. In der Frühphase der Abstoßung übernehmen vom Spender stammende (donorstämmige) APZ den Hauptteil der Antigenpräsentation [33, 125, 126]. Daher wurde mittels FACS die Konfiguration der Dendritischen Zellen und der donorstämmigen Zellen in den unterschiedlichen Kompartimenten untersucht. In Abbildung 19 ist der Anteil der DC an der Gesamtzahl der untersuchten Zellen graphisch dargestellt. Grundsätzlich findet sich eine ähnliche Zellkonfiguration in beiden Gruppen, wobei der Anteil der Dendritischen Zellen für die 5minII Gruppe in Lymphknoten und Blut im Vergleich zur 6hII Gruppe etwas höher liegt (5,23 ± 1,17 % vs. 3,93 ± 0,77 % für Lymphknoten und 1,84 ± 0,32 % gegenüber 1,48 ± 0,39 % im Blut). In Milz und Transplantat ist der Anteil der Dendriten in der 6hII Gruppe unsignifikant höher (in den Milzen 3,92 ± 0,90 % gegenüber 2,70 ± 0,34 % und 13,94 ± 1,04 % verglichen mit 12,24 ± 1,42 % in den Transplantaten).

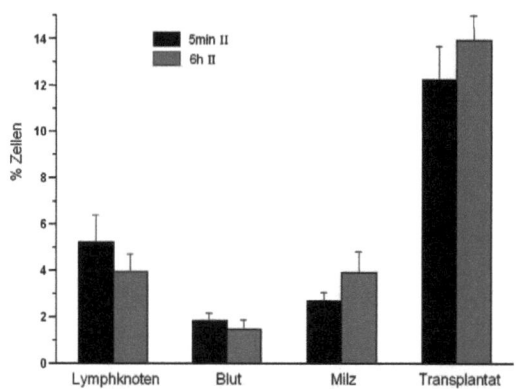

	5min II Gruppe		6h II Gruppe	
	Mittel	± SE	Mittel	± SE
Lymphknoten	5,23	1,17	3,93	0,77
Blut	1,84	0,32	1,48	0,39
Milz	2,70	0,34	3,92	0,90
Transplantate	12,24	1,42	13,94	1,04

Abb. 19: Anteil der Dendritischen Zellen (OX62+) an der Gesamtzahl der untersuchten Zellen. Auf der Abszisse sind die Gruppen nach Kompartiment geordnet aufgetragen, auf der Ordinate ist der jeweilige Anteil an der Gesamtzahl der untersuchten Zellen abzulesen.

CD86 wird bei der Aktivierung der DC hochreguliert [127]. Es wird zudem konstitutiv auf DC exprimiert, sofern diese in den T-Zonen der sekundären lymphatischen Organe lokalisiert sind [128]. Wie in Abbildung 20 dargestellt, war der Anteil der OX62+CD86+ DC in den Lymphknoten und den Milzen in der 5minII Gruppe signifikant höher. In Blut und Transplantaten war die Verteilung entsprechend, erreichte jedoch keine statistische Signifikanz (Blut: 0,51 ± 0,10 % in der 6hII Gruppe gegenüber 0,60 ± 0,11 % in der 5minII Gruppe und Transplantate: 1,38 ± 0,20 % verglichen mit 1,69 ± 0,32 % in der 5minII Gruppe).

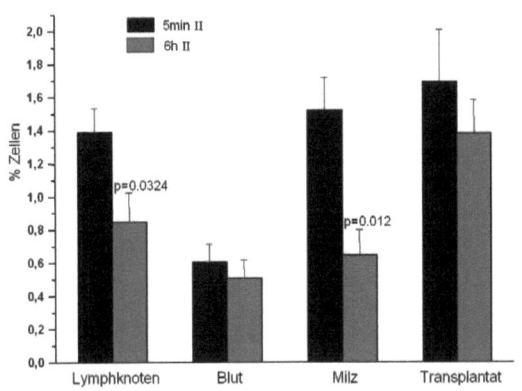

	5min II Gruppe		6h II Gruppe	
	Mittel	± SE	Mittel	± SE
Lymphknoten	1,39	0,14	0,85	0,18
Blut	0,60	0,11	0,51	0,10
Milz	1,52	0,20	0,65	0,15
Transplantate	1,69	0,32	1,38	0,20

Abb. 20: Anteil der OX62+CD86+ Dendritischen Zellen an der Gesamtzahl der untersuchten Zellen. Auf der Abszisse sind die Gruppen nach Kompartiment geordnet aufgetragen, auf der Ordinate ist der jeweilige Anteil an der Gesamtzahl der untersuchten Zellen in % abzulesen.

MHCII-Moleküle werden konstitutiv auf DC exprimiert, und ähnlich dem CD86-Oberflächenmolekül wird auch die Expression der MHCII-Moleküle bei Aktivierung hochreguliert [129]. Abbildung 21 zeigt die graphische Darstellung der FACS-Analyse für OX62+MHCII+ Zellen. Im Gegensatz zur Auswertung nach OX62+CD86+ Dendritischen Zellen ergab sich hier ein nahezu identisches Bild wie für die Gesamtpopulation OX62+ Zellen (vgl. Abbildung 19 und 21). Im Einzelnen fanden sich in den Lymphknoten der 5minII Gruppe Anteile von 3,83 ± 0,70 %, in der 6hII Gruppe waren es 2,58 ± 0,60 %. Im Blut waren es 0,76 ± 0,12 % in der 5minII Gruppe gegenüber 0,66 ± 0,17 % in der 6hII Gruppe. Der Mittelwert aus den Milzen ergab 2,09 ± 0,29 % gegenüber 2,53 ± 0,79 % in der 6hII Gruppe, entsprechend die Verhältnisse in den Transplantaten der 5minII Gruppe 6,13 ± 0,84 % gegenüber 6,61 ± 0,65 % in der 6hII Gruppe.

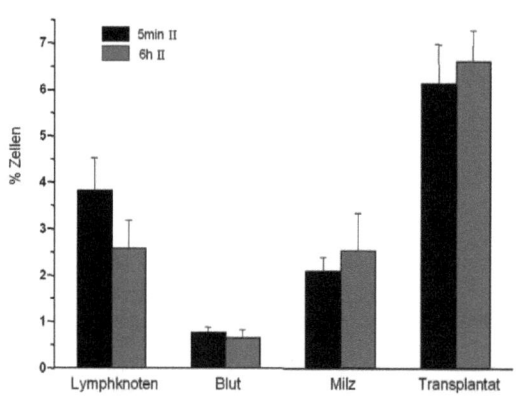

	5min II Gruppe		6h II Gruppe	
	Mittel	± SE	Mittel	± SE
Lymphknoten	3,83	0,70	2,58	0,60
Blut	0,76	0,12	0,66	0,17
Milz	2,09	0,29	2,53	0,79
Transplantate	6,13	0,84	6,61	0,65

Abb. 21: Anteil der OX62+MHCII+ Dendritischen Zellen an der Gesamtzahl der untersuchten Zellen. Auf der Abszisse sind die Gruppen nach Kompartiment geordnet aufgetragen, auf der Ordinate ist der jeweilige Anteil an der Gesamtzahl der untersuchten Zellen in % abzulesen.

Das RT1A[ab] Molekül ist ein Molekül aus der MHC-Familie und für den Spenderstamm (Dark Agouti) spezifisch. In Abbildung 22 ist der Anteil der RT1A[ab]+Zellen dargestellt, d.h. der Anteil der Zellen mit Spenderursprung an der Gesamtzahl der untersuchten Zellen. Sie hatten in allen Kompartimenten einen geringeren Anteil in der 6hII Gruppe, in Lymphknoten, Milzen und Transplantaten war der Anteil signifikant vermindert. In den aortennahen Lymphknoten machten die spenderstämmigen Zellen in der 5minII Gruppe im Mittel einen Anteil von 2,76 ± 0,11% aus, in der 6hII Gruppe 0,50 ± 0,21 % (p = 0,0006). In den Milzen der 5minII Gruppe fanden sich 9,42 ± 1,00 % gegenüber 4,78 ± 0,82 % in der 6hII Gruppe, der p-Wert betrug 0,0095. In den Transplantaten nahmen die spenderstämmigen Zellen in der 5minII Gruppe einen Anteil von 21,59 ± 1,46 % ein, in der 6hII Gruppe lediglich 12,33 ± 1,50 % (p = 0,0006). Im Blut war der relative Anteil in der 6hII Gruppe im Vergleich zur 5minII Gruppe unsignifikant vermindert (16,01 ± 2,35 % vs. 13,98 ± 1,72 %).

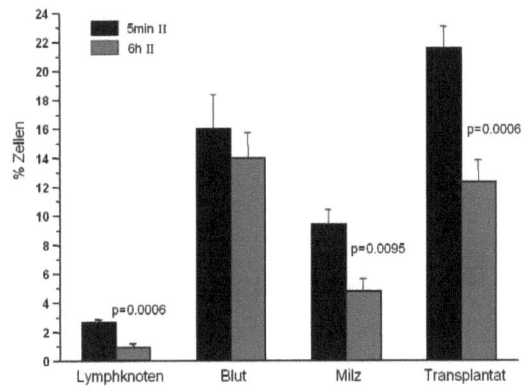

	5min II Gruppe		6h II Gruppe	
	Mittel	± SE	Mittel	± SE
Lymphknoten	2,76	0,11	0,50	0,21
Blut	16,01	2,35	13,98	1,72
Milz	9,42	1,00	4,78	0,82
Transplantate	21,59	1,46	12,33	1,50

Abb. 22: Anteil der donorstämmigen RT1A[ab]+ Zellen an der Gesamtzahl der untersuchten Zellen. Auf der Abszisse sind die Gruppen nach Kompartiment geordnet aufgetragen, auf der Ordinate ist der jeweilige Anteil an der Gesamtzahl der untersuchten Zellen abzulesen.

Donorstämmige Dendritische Zellen gelangen mit dem Transplantat in den Organismus des Empfängers und übernehmen die direkte Antigenpräsentation [29, 125]. Ihr Anteil war in der 6hII Gruppe in allen Kompartimenten außer der Milz geringer (Abb. 23). In den paraaortalen Lymphknoten ergaben sich mittlere Anteile von 0,72 ± 0,28 % in der 5minII Gruppe, 0,31 ± 0,13 % in der 6hII Gruppe. Im Blut entsprechend 0,69 ± 0,21 % gegenüber 0,50 ± 0,23 %. Aus der Untersuchung der Milzen ergab sich für die 5minII Gruppe ein Mittelwert von 1,32 ± 0,20 %, verglichen mit 1,50 ± 0,40 % in der 6hII Gruppe. In den Transplantaten kamen in der 5minII Gruppe im Mittel 4,39 ± 0,71 % vom Donor, in der 6hII Gruppe 3,35 ± 0,40 %.

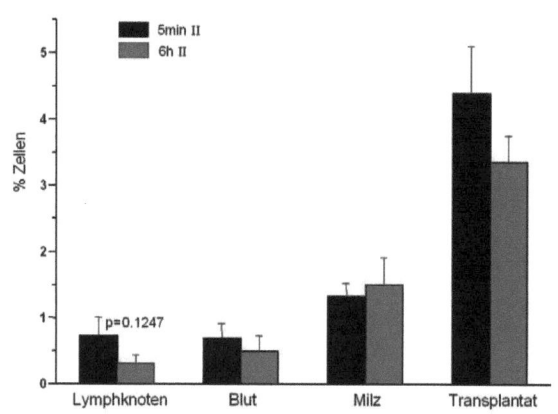

	5min II Gruppe		6h II Gruppe	
	Mittel	± SE	Mittel	± SE
Lymphknoten	0,72	0,28	0,31	0,13
Blut	0,69	0,21	0,50	0,23
Milz	1,32	0,20	1,50	0,40
Transplantate	4,39	0,71	3,35	0,40

Abb. 23: Anteil der donorstämmigen Dendritischen Zellen ($RT1A^{ab}$+OX62+) an der Gesamtzahl der untersuchten Zellen. Auf der Abszisse sind die Gruppen nach Kompartiment geordnet aufgetragen, auf der Ordinate ist der jeweilige Anteil an der Gesamtzahl der untersuchten Zellen abzulesen.

In Abbildung 24 ist der Anteil der donorstämmigen, aktivierten (RT1A^{ab} +CD86+OX62+) Dendritischen Zellen an der Gesamtzahl der Dendritischen Zellen dargestellt. Es wird deutlich, dass die betrachtete Population in den Lymphknoten der 5minII Gruppe gegenüber der Vergleichsgruppe einen signifikant höheren Anteil an den Dendritischen Zellen hatte (5,78 ± 1,09 % gegenüber 1,82 ± 0,47 %, p = 0,0087). Im Blut fanden sich nur leichte Unterschiede (9,30 ± 1,53 % in der 5minII Gruppe gegenüber 8,59 ± 1,23 % in der 6hII Gruppe). In der Milz hingegen war der Anteil der CD86+RT1A^{ab}+OX62+ Dendritischen Zellen in der 5minII Gruppe niedriger (12,82 ± 1,57 % in der 5minII Gruppe und 19,01 ± 2,69 % in der 6hII Gruppe, p=0,0589). In den Transplantaten war der Unterschied minimal (9,20 ± 1,67 % in bzw. 9,39 ± 0,89 %).

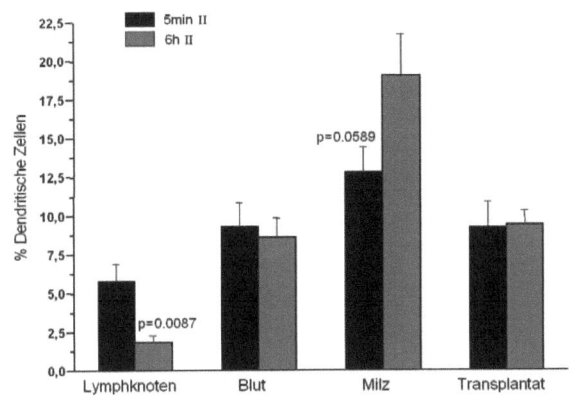

	5min II Gruppe		6h II Gruppe	
	Mittel	± SE	Mittel	± SE
Lymphknoten	5,78	1,09	1,82	0,47
Blut	9,30	1,53	8,59	1,23
Milz	12,82	1,57	19,01	2,69
Transplantate	9,20	1,67	9,39	0,89

Abb. 24: Anteil der donorstämmigen CD86+ Dendritischen Zellen (RT1A^{ab}+CD86+OX62+) an der Gesamtzahl der untersuchten Dendritischen Zellen. Auf der Abszisse sind die Gruppen nach Kompartiment geordnet aufgetragen, auf der Ordinate ist der jeweilige Anteil an der Gesamtzahl der untersuchten Dendritischen Zellen abzulesen.

Ein anderes Bild ergab sich bei den RT1A^{ab}+MHCII+OX62+ Dendritischen Zellen (vgl. Abb. 25). Diese nahmen in der 5minII Gruppe in den Lymphknoten und in den Milzen im Mittel einen etwas größeren Teil ein als in der Gruppe 6hII (5,51 ± 1,05 % gegenüber 3,43 ± 0,47 % in den Lymphknoten und 28,85 ± 2,56 % gegenüber 22,85 ± 6.23 % in den Milzen). Im Blut und in den Transplantaten war ihr Anteil in der 6hII Gruppe erhöht. Im Falle der Blutanalyse war der Unterschied statistisch signifikant: 8,93 ± 1,70 % in der 6hII Gruppe gegenüber 5,22 ± 0,52 % in der Gruppe 5minII. Der p-Wert betrug 0,0496. Die entsprechenden Wertepaare für die Transplantate lauteten 16,44 ± 1,97 % und 14,57 ± 1,54 %.

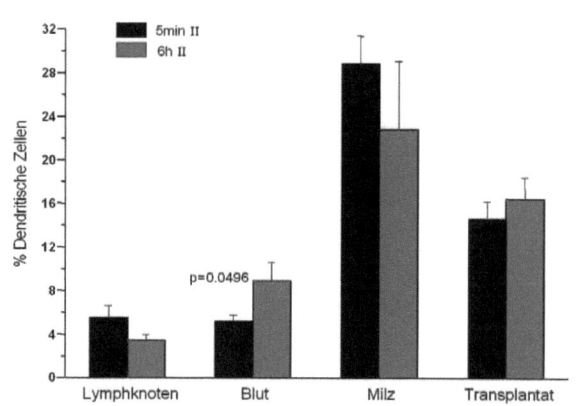

	5min II Gruppe		6h II Gruppe	
	Mittel	± SE	Mittel	± SE
Lymphknoten	5,51	1,05	3,43	0,47
Blut	5,22	0,52	8,93	1,70
Milz	28,85	2,56	22,85	6,23
Transplantate	14,57	1,54	16,44	1,97

Abb. 25: Anteil der donorstämmigen MHCII+ Dendritischen Zellen (RT1A^{ab}+MHCII+ OX62+) an der Gesamtzahl der untersuchten Dendritischen Zellen. Auf der Abszisse sind die Gruppen nach Kompartiment geordnet aufgetragen, auf der Ordinate ist der jeweilige Anteil an der Gesamtzahl der untersuchten Dendritischen Zellen abzulesen.

6 Diskussion

Die Organtransplantion stellt bei terminaler Niereninsuffizienz heute die Therapie der Wahl dar. Als eine vielversprechende Lösung für die Probleme, die mit einer lebenslangen Immunsuppression sind, gilt die Induktion von Infektiöser Transplantattoleranz. Eine verlängerte Kaltischämiezeit gehört in der klinischen Praxis zu den wichtigsten Einflussgrößen auf die Funktion eines Nierentransplantats [21-24]. In der vorgelegten Arbeit wurde untersucht, welchen Einfluss eine verlängerte Kaltischämiezeit auf die Transplantatfunktion hat, wenn statt einer klassischen Immunsuppressivum ein Regime zur Induktion von Infektiöser Transplantattoleranz verwendet wird. Zudem wurde nach adoptivem Transfer von Splenozyten aus der ersten Empfängergeneration in zuvor bestrahlte naive Empfängertiere eine zweite Transplanatationsserie durchgeführt. Nach einem kurzen Beobachtungszeitraum von 20 Tagen wurden relevante Zellpopulationen (T-Zellen, donorstämmige Zellen und Dendritische Zellen) und Zytokine (IL-4, IL-6, IL-10, TNFα und IFNγ) untersucht, um Veränderungen der Akutreaktion auf das Transplantat festzustellen.

6.1 Nierenfunktion und Transplantatmorphologie nach Toleranzinduktion

Um den Einfluss der verlängerten Kaltischämiezeit auf die Toleranzinduktion zu überprüfen, wurden unter Behandlung mit einem monoklonalen Antikörper in einem High-Responder Rattenmodell (DA nach Lewis) Nierentransplantationen durchgeführt. Dabei wurde die Kaltischämiezeit in einer Versuchsgruppe auf 5 ± 2 Minuten und in der anderen Versuchsgruppe auf 6 Stunden ± 5 Minuten festgesetzt. Alle Tiere überlebten den Beobachtungszeitraum von 100 Tagen. Die Nierenfunktionsparameter Proteinurie und Kreatininclearance waren für beide Gruppen ähnlich. Es ergaben sich tendenziell schlechtere pathomorphologische Kriterien in der Gruppe mit verlängerter CIT.

Werden in dem verwendeten Tiermodell Nierentransplantationen ohne Immunsuppression durchgeführt, so werden die Transplantate innerhalb von vier bis fünf Tagen irreversibel zerstört [130]. Dass alle Versuchstiere den 100 tägigen Beobachtungszeitraum überleben geht somit auf die Wirkung des verwendeten Antikörpers zurück. Gewöhnlich wird das Erreichen einer Überlebenszeit von 100 Tagen bei experimentellen Toleranzmodellen als erfolgreich induzierte Toleranz angesehen [131, 132].

Die Messung der Kreatinin Clearance sowie der Proteinurie nach der ersten Transplantatationsserie ergab keine signifikanten Unterschiede zwischen den beiden Versuchsgruppen.

Proteinurie ist in der klinischen Praxis ein aussagekräftiger Marker für die Prognose eines Nierentransplantats [91 - 93]. Von Herrero-Fresneda et al wurde ein signifikanter Anstieg der Proteinurie nach 14 Wochen auf Werte über 15mg / 24h allein auf eine verlängerte Kaltischämiezeit von 5 Stunden zurückgeführt [136]. Diese Werte wurden in einem isogenen Transplantationsmodell (Lewis nach Lewis) mit anschließender Verabreichung von Ciclosporin A erhoben. In einer von unserer Arbeitsgruppe publizierten Untersuchung an einem Rattenmodell der chronischen Abstoßung (Fischer nach Lewis) war eine verlängerte CIT von nur 2 Stunden mit einem signifikanten Anstieg der Proteinurie assoziiert [137]. Auch hier wurden die Empfängertiere postoperativ mit Ciclosporin A behandelt. Herrero-Fresneda et al zeigten in einer Untersuchung an einem isogenen Modell eine signifikant verminderte Kreatininclearance schon ab der vierten Woche post transplantationem, wenn die Kaltischämiezeit um 5 Stunden verlängert wurde [136]. In der zuvor angesprochenen Untersuchung unserer Arbeitsgruppe wurde eine signifikante Verschlechterung der Clearance durch eine verlängerte CIT von nur zwei Stunden nachgewiesen [137].

Die Analyse der Organmorphologie nach Ende des ersten Beobachtungszeitraumes ergab keine statistisch signifikanten Unterschiede zwischen den beiden Versuchsgruppen. Die Transplantate der 6h Gruppe wiesen jedoch in allen fünf untersuchten Banff-Kriterien tendentiell schlechtere Werte auf. Morphologisch ergaben sich somit Hinweise auf einen schädigenden Einfluss der verlängerten

Kaltischämiezeit. In dem oben angesprochenen Modell von Herrero-Fresneda et al zeigte sich eine signifikante Verschlechterung der Banff-Scores für Tubulusatrophie, interstitielle Infiltrate und Fibrose nach verlängerter Kaltischämiezeit [136]. Dass in der verwendeten high-responder Kombination relativ geringe Unterschiede in der Organmorphologie nachweisbar waren, spricht für den verwendeten Antikörper, da Allogenizität und verlängerte Kaltischämiezeit synergistisch zur Schädigung der Transplantatmorphologie beitragen [26]. In dem erwähnten Modell der chronischen Abstoßung zeigte sich ein deutlicher Einfluss von 2 Stunden Kaltischämie auf Glomerulosklerose, Tubulusatrophie und Fibrose [137].

Diese Vergleiche machen deutlich, dass der schädigende Einfluss von verlängerter Kaltischämiezeit auf die Proteinurie, die Kreatininclearance und die Transplantatmorphologie deutlich größer ist, wenn Ciclosporin A zur Immunsuppression verwendet wird. Die Daten legen den Schluss nahe, dass der Ischämie-Reperfusionsschaden einen weniger ausgeprägten Einfluss auf das Transplantatüberleben hat, wenn statt einer immunsuppressiven Therapie mit Ciclosporin A ein tolerogenes Protokoll verwendet wird.

Der im vorliegenden Versuch verwendete Antikörper moduliert das CD4-Glykoprotein, welches für die effektive Funktion des TCR unablässig ist. Zudem kommt es durch das Fehlen der CD4-Wirkung zu einer fehlerhaften Signaltransduktion, welche zu einer Unreaktivität gegenüber dem Antigen führt [138 - 140]. Es kann spekuliert werden, dass dadurch die von den CD4+ T-Zellen vermittelte Initiation des Ischämie- / Reperfusionsschadens entfällt [106, 141, 142]. Die Wirkung des verwendeten Antikörpers ist im Kontext des Ischämie- / Reperfusionsschadens noch nicht untersucht worden. Es gibt jedoch Hinweise, dass durch andere immunmodulierende Antikörper der durch Ischämie und Reperfusion verursachte Schaden minimiert werden kann. Takada et al induzierten in einem Rattenmodell einen transienten sowie chronischen Funktionsverlust der Nieren durch eine
45 minütige Kaltischämiezeit [143]. Die Blockade des kostimulatorischen Moleküls CD28 auf CD4+ T-Zellen mit einem monoklonalen CTLA4 AK verbesserte die Nierenfunktion signifikant [143]. Die Antikörperbehandlung bewirkte eine signifikant

verminderte Transplantatinfiltration durch Makrophagen, CD4+ T-Zellen sowie MHCII + Zellen. Auch die Expression proinflammatorischer Zytokine wie IFNγ, TNFα und IL-6 war hochsignifikant reduziert. IFNγ und TNFα sind potente Induktoren einer vermehrten MHCII-Expression [25, 42], IL-6 ist mit der Entwicklung chronischer Transplantatarteriosklerose und Glomerulosklerose assoziiert [100, 101]. Ein weiterer Mechanismus, der durch die Blockade des CD28-Moleküls unterbunden wird, ist die B7-1-CD28-vermittelte Adhärenz an Gefäßendothelzellen der Vasa recta des Nierenmarkes [144, 145]. Über diese Bindung tragen T-Zellen innerhalb von 12 Stunden nach Ischämie zur Gefäßverstopfung und daraus resultierenden Abnahme des Blutflusses im Nierenmark bei [146]. Der günstige Einfluss der CTLA4-Ig Wirkung ergibt sich sowohl aus der Behinderung der T-Zellaktivierung mit konsekutiv verminderter Expression proinflammatorischer Zytokine als auch aus der reduzierten Bindung von CD4+ T-Zellen an B7-Moleküle geschädigter Endothelzellen. Chappell et al untersuchten den Effekt polyklonaler, depletierender Antithymozytenantikörper (ATG) auf die Mikrozirkulation nach IRI in einem Primatenmodell [147]. Sie stellten nach ATG-Gabe eine signifikante Verminderung der Leukozytenbindung an Epithelzellen fest und einen entsprechend verbesserten Blutfluss nach Ischämie [147]. Savransky et al untersuchten die Auswirkungen eines verstärkten Ischämie- / Reperfusionsschadens in Mausmodellen, deren T-Lymphozyten keine α/β- bzw. γ/δ-TCR exprimierten [148]. Sie fanden ein signifikant verbessertes Überleben sowie eine verminderte renale und tubuläre Dysfunktion in beiden Populationen ohne funktionierenden TCR-Komplex. Zudem entfiel der nach Ischämie und Reperfusion sonst typische Anstieg von TNFα und IL-6 [149]. Dass die Vermittlung des IRI durch CD4+ T-zellen vom T-Zell-Rezeptor abhängt, wurde kürzlich von Hochegger et al in einem ähnlichen Mausmodell bestätigt [150]. Diese Ergebnisse legen den Schluss nahe, dass RIB 5/2 über ähnliche Mechanismen wie bei den Versuchen von Takada, Chapell und Savransky zu einem günstigen Outcome nach verlängerter Kaltischämiezeit beiträgt.

Ein weiterer Vorteil gegenüber herkömmlichen Immunsuppressiva besteht im Wegfall der synergistischen Schädigung durch Immunsuppression und Ischämie und Reperfusion. Eine synergistische Schädigung der Transplantatniere durch Ischämie und Reperfusion und Ciclosporin A wurde erstmals von Thiel et al und später von

Jablonski und Mitarbeitern beschrieben [151, 152]. Sie untersuchten die Effekte von Warmischämie in Kombination mit Ciclosporin A - Gabe auf die Nierenfunktion in einem Rattenmodell. In der klinischen Canadian Transplant Study Group wurde schon 1983 gezeigt, dass ischämisch geschädigte Nieren eine höhere Versagensrate hatten, wenn Ciclosporin A (CsA) zur Immunsuppression verwendet wurde [153]. In Rattenmodellen wurde nachgewiesen, dass die Gabe von CsA die renale Perfusion verschlechtert, was wahrscheinlich einen Grund für die Aggravation des IRI durch CsA darstellt [154]. Ahmed et al zeigten anhand eines Rattenmodells, dass die Gabe einer per se unschädlichen Dosis CsA gemeinsam mit einer verlängerten Warmischämiezeit zu einer hochsignifikanten Verschlechterung der histologischen Parameter tubulointerstitielle Fibrose, interstitielle Infiltration und Tubulusdilatation führt [155]. Fuller und Mitarbeiter zeigten in einer klinischen Studie an der Charité, dass auch das antiproliferative Immunsuppressivum Sirolimus die Erholung vom Ischämie/Reperfussionsschaden behindert [156]. Auf ähnliche Weise verschlechtert Rapamycin das Transplantatüberleben nach verlängerter Kaltischämiezeit [157, 158].

6.3 Untersuchungen nach Zelltransfer und zweiter Transplantationsserie

Infektiöse Toleranz gegenüber einem Antigen oder einer Gruppe von Antigenen kann durch den Transfer nativer Splenozyten von tolerogen behandelten Tieren auf native Tiere übertragen werden [77, 83]. Daher konnten wir davon ausgehen, dass bei erfolgreicher Toleranzinduktion nach Transplantation 1 eine Übertragung der Toleranz in eine zweite Empfängergeneration möglich ist. Zu einem frühen Zeitpunkt nach Transplantation 2 haben wir Morphologie, Zellkonfigurationen und Zytokinkonzentrationen bestimmt um folgenden Fragen nachzugehen: Ergeben sich morphologische Hinweise auf Unterschiede in der Ausprägung der akuten Abstoßungsreaktion? Steht die Konzentration der proinflammatorischen Zytokine IFNγ, TNFα und IL-6 mit den Ergebnissen in Einklang? Bietet die Konzentration der immunregulatorischen Zytokine IL-4 und IL-10 dafür eine Erklärung? Bietet die Verteilung immunkompenteter Zellen eine Erklärung?

6.3.1 Verminderte Abstoßungsreaktion nach adoptivem Zelltransfer

Die Organmorphologie der beiden Gruppen erbrachte keinen Hinweis auf signifikante Unterschiede im Zustand der Transplantate. Es ist jedoch interessant, dass interstitielle Infiltrate, Arteritis und Tubulitis in den Transplantaten der 6hII Gruppe etwas geringer ausgeprägt waren. Diese Parameter sind die Hauptkriterien zur histologischen Diagnose von akuter Abstoßung [104, 105]. Auch interstitielle Hämorrhagien und fibrinoide Veränderungen traten in der 6hII Gruppe seltener auf. Im Einklang dazu standen die Ergebnisse der Zytokinanalyse, welche deutliche Hinweise für eine verminderte Alloreaktion in der 6hII Gruppe lieferte. Diese Tiere zeigten signifikant erniedrigte IFNγ-Spiegel im ELISA und deutlich niedrigere Spiegel für TNFα. IFNγ und TNFα sind pro-inflammatorische Zytokine, die nach ischämischer Schädigung von Transplantaten vermehrt nachgewiesen wurden [106, 110, 111]. Erhöhte Spiegel dieser Zytokine sind mit einer erhöhten Inzidenz von Abstoßungsreaktionen assoziiert und werden als Surrogatparameter für Transplantatversagen diskutiert [113, 114, 107, 108]. IL-6 trägt zur Entwicklung einer Glomerulosklerose und zur chronischen Transplantatnephropathie bei [100, 101]. Takada et al zeigten in einem Modell zum renalen Ischämie- / Reperfusionsschaden, dass die Blockade des CD28-B7 Systems durch CTLA-4 Ig die m-RNA-Expression von IL-6 signifikant reduziert [143]. Savransky et al zeigten, dass die Ausschaltung des TCR eine signifikante Verminderung der IL-6 Spiegel im ELISA-Nachweis zur Folge hat [148]. Beide Untersuchungen ergaben ein proportionales Verhalten der IL-6 Expression zu der von IFNγ und TNFα [143, 148]. Wir konnten in unserem Versuch eine ähnliche Tendenz zeigen: Die IL-6 Konzentration war in der 6hII Gruppe niedriger als in der 5minII Gruppe (siehe 5.5). Der Unterschied erreichte keine statistische Signifikanz, deckte sich jedoch mit den Ergebnissen der Zytokinanalyse von IFNγ und TNFα sowie den morphologischen Ergebnissen. In Einklang dazu standen die Ergebnisse der ELISpot-Untersuchung, die für die 6hII Gruppe eine verminderte Zahl alloreaktiver Zellen ergab. Die Frequenz von alloreaktiven Zellen im ELISpot-Assay ist ein sensitives Verfahren zur Bestimmung der Intensität der Alloreaktion und korreliert mit dem Transplantatüberleben negativ [159].

Zusammengenommen lassen diese Ergebnisse folgenden Schluss zu: Die Tiere, die Splenozyten aus der Gruppe mit verlängerter Kaltischämie während der Induktionsphase der Toleranz erhalten hatten, zeigten eine abgeschwächte Immunreaktion auf das Transplantat.

6.3.2 Verstärkte Immunregulation gegen eine verstärkte Schädigung

Maisel et al induzierten eine ischämische Myokardschädigung in einem Rattenmodell und übertrugen danach Splenozyten aus dem geschädigten in ein gesundes Tier des gleichen Stammes [160]. Die übertragenen Splenozyten initiierten dann eine immunvermittelte Zerstörung des unversehrten Herzmuskels. Die Autoren folgerten daraus, dass der durch den Ischämie- / Reperfusionsschaden hervorgerufene Zelluntergang zur Freisetzung von Antigenen führte, und die T-Zellen diese Antigene präsentiert bekamen. Dies führte zur Initiation einer Immunreaktion und der Bildung von autoreaktiven Memory T-und B-Zellen, welche nach Zelltransfer den Herzmuskel angriffen. Ein ähnliches Experiment gelang Burne-Taney und ihren Mitarbeitern in einem Mausmodell zu renalem Ischämie- / Reperfusionsschaden. Übertrugen sie Milzzellen aus einem ischämisch geschädigten Tier in ein gesundes, griffen die Zellen die nicht manipulierte Niere an, sodass die Tiere 12 Wochen nach Zelltransfer eine signifikante Albuminurie entwickelten [161]. Diese Versuche zeigen, dass die Schädigung durch Ischämie und Reperfusion zur Bildung reaktiver T-Zellen führt, die durch adoptiven Zelltransfer übertragen werden können. Verlängerte Kaltischämiezeit verstärkt den Ischämie- / Reperfusionsschaden, erhöht die Immunogenität des Transplantats und fördert die Entzündung im Transplantat im Sinne einer „response to injury" [25, 162]. Dem entsprachen die schlechteren Ergebnisse der morphologischen Untersuchung nach Transplantation 1, nämlich eine deutlich verstärkte Zellinfiltration und Fibrose in der 6h Gruppe. Basierend auf den Ergebnissen von Maisel und Burne-Taney wäre darum zu erwarten, dass in dieser Gruppe mehr reaktive Zellen existieren und diese nach adoptivem Zelltransfer eine stärkere Schädigung des Transplantats in der 6hII Gruppe bewirken. Die vorliegenden Ergebnisse sagten jedoch das Gegenteil aus: die 6hII Gruppe zeigte eine schwächere Alloreaktion auf das Transplantat als die Vergleichsgruppe. Eine mögliche Erklärung dafür liegt in der tolerogenen Therapie, die während der ersten Transplantationsserie verwendet wurde. Eine verlängerte Kaltischämie führt unter normalen Bedingungen zu einer erhöhten Allogenizität des Transplantats und somit zu einer verstärkten Alloreaktion [25, 26]. Unter dem Schirm der RIB 5/2 Therapie kommt es jedoch zur anhaltenden Unterdrückung aller gegen die eingebrachten Antigene gerichteten Zellen [181]. So könnte die stärkere Schädigung in der 6h Gruppe zu einer Stärkung der regulatorischen Zellen geführt haben, die eine Alloreaktion unterdrücken können. Der Transfer dieser Zellen könnte, den vorgelegten Ergebnisse entsprechend, zu einer verminderten Alloreaktion in der 6hII Gruppe geführt haben.

6.3.3 Der Einfluss regulatorischer T-Zellen

Regulatorische T-Zellen spielen bei der Induktion, Aufrechterhaltung und Übertragung von Transplantattoleranz eine Schlüsselrolle (123, 124). Aus einer Analyse der Zusammensetzung der Lymphozytenpopulation erhofften wir uns Anhaltspunkte über die Bedeutung dieser Zellen im vorliegenden Versuch. Die Zusammensetzung der transferrierten Lymphozyten stimmte jedoch in den beiden Versuchsgruppen überein (siehe 5.2). Auch der Gehalt an CD4+CD25+T-Zellen in den Lymphknoten, den Milzen, den Transplantaten und im Blut der Transplantatempfänger war nach Ende des Beobachtungszeitraums nach Transplantation 2 in beiden Versuchsgruppen annähernd gleich (5.7.1).

Veränderte Eigenschaften lassen sich jedoch nicht zwangsläufig aus dem zahlenmäßigen Verhältnis der untersuchten Zellpopulationen ablesen. So wurden regulatorische Eigenschaften nicht nur bei CD4+CD25+ T-Zellen, sondern auch bei CD4+CD25-, CD8+CD28- T-Zellen und NK-Zellen nachgewiesen [182, 183]. Auch innerhalb der Gruppe der CD4+CD25+ T-Zellen unterscheiden sich die Zellen in ihren regulatorischen Eigenschaften. Neu entdeckte Oberflächenmoleküle wie FoxP3 werden in Zukunft dazu beitragen, den Phänotyp der inhomogenen Gruppe der regulatorischen T-Zellen besser zu definieren [163, 164].

Einen Hinweis auf zytokinvermittelte Immunregulation sollte die Analyse der Zytokinkonzentrationen von IL-4 und IL-10 ergeben. IL-4 und IL-10 sind antiinflammatorische Zytokine, die von DC und regulatorischen T-Zellen gebildet werden und der Induktion und Aufrechterhaltung von Infektiöser Toleranz dienen sollen [116 - 120]. Eine signifikant erhöhte Expression der mRNA beider Zytokine konnten Onodera et al in Transplantaten nach adoptivem Transfer regulatorischer Zellen nachweisen [165]. Takeuchi et al konnten im Mausmodell nach Toleranzinduktion erhöhte Expressionen an IL-4- und IL-10- mRNA in Milz und Transplantat nachweisen [166]. In Anbetracht der bisher dargestellten Ergebnisse wären somit in der 6hII Gruppe erhöhte IL-4 und IL-10 Spiegel zu erwarten gewesen. Die Analyse der IL-4 Konzentration entsprach dem, wenn auch die Unterschiede unsignifkant waren. Die erhöhten IL-10 Spiegel der Tiere aus der 5minII Gruppe widersprachen dem erwarteten Ergebnis. Allerdings wurde auch hier keine statistische Signifikanz erreicht.

Eine Erklärung für diese inhomogenen Ergebnisse kann zum einen in der gewählten Methodik liegen. Die oben genannten Untersuchungen, die einen eindeutigen Zusammenhang von IL-4 und IL-10 mit der Induktion und Aufrechterhaltung von Infektiöser Toleranz bewiesen, bestimmten mittels RT-PCR die mRNA-Spiegel der Zytokine im Transplantat. Im vorliegenden Versuch wurden Splenozyten unspezifisch stimuliert und mittels ELISA die resultierende Zytokinkonzentration gemessen. Diese Methode ist weniger sensitiv, da hierbei die fertigen Genprodukte gemessen werden, während bei der PCR schon geringe Anstiege der intrazellulären Vorstufen detektiert werden können. Zudem sind erhöhte Spiegel dieser Zytokine nicht per se mit der Induktion bzw. der Aufrechterhaltung von Transplantattoleranz verbunden. Die Zytokinwirkung beruht immer auch auf der Konzentration anderer, zum Teil antagonistisch wirkender Botenstoffe und kann regional im Rahmen sogenannter Mikroenvironments variieren [36, 119].

6.3.4 Analyse der Verteilung der Dendritischen und donorstämmigen Zellen

In der vorliegenden Arbeit wurden Dendritische Zellen anhand von durchflusszytometrischen Eigenschaften nach Bindung an monoklonale Antikörper und Farbstoff untersucht. Die Typisierung der Zellen ist insofern eingeschränkt, als dass der verwendete Antikörper nicht alle Dendritischen Zellen und in geringem Umfang auch Makrophagen erkennt [167]. Saiki et al weisen jedoch darauf hin, dass OX62 ein zuverlässiger Marker für Dendritische Zellen ist, wenn die Zellen gleichzeitig MHCII-positiv sind [68]. Dies war in der vorliegenden Analyse der Fall, da die Einfachfärbung der Dendritischen Zellen (OX62+) mit der Doppelfärbung (OX62+ MHCII+) nahezu identisch war (vgl. 5.7.2 Abbildungen 19 und 21).

Es wurden signifikant niedrigere Anteile an aktivierten CD86+ Dendritischen Zellen in Lymphknoten und Milz der 6hII Gruppe nachgewiesen. Die CD86+ DC in Lymphknoten und Milz präsentieren den T-Zellen Spenderantigene und initiieren damit die Alloreaktion auf das Transplantat [68, 33]. McIlroy und Mitarbeiter fanden in einer klinischen Untersuchung an 18 gesunden nierentransplantierten Patienten einen geringen mittleren Anteil der CD86+ DC an der gesamten DC-Population [168]. Lediglich in Patienten mit bakteriellen Infektionen oder verstärktem Trauma war der Anteil dieser Zellen signifikant erhöht [168]. Otto et al. wiesen darauf hin, dass Dendritische Zellen, die MHCII, jedoch nicht oder nur vermindert CD86 exprimieren, zur Induktion von Transplantattoleranz beitragen können [169]. Fu et al konnten zeigen, dass die Infusion von MHCII+CD86- Dendritischen Zellen das Überleben von kardialen Allotransplantaten im Rattenmodell sigifikant verlängert und diese Zellen in vitro die antigenspezifische T-Zell-Antwort abschwächen [170]. Dies zeigt, dass die Expression des MHCII Moleküls allein weniger Aufschluss über die Eigenschaften der Dendritischen Zellen gibt als die Expression des CD86 Moleküls. Die verminderte Präsenz kompetenter, CD86+ DC in den sekundären lymphatischen Organen der 6hII Gruppe bietet jedoch eine plausible Erklärung für die abgeschwächte Alloreaktion in der 6hII Gruppe [170, 171].

Generell wurden in der 6hll Gruppe hochsignifikant niedrigere Anteile an donorstämmigen Zellen nachgewiesen (vgl. 5.7.2, Abb. 22). Besonders deutlich war dies in den Transplantaten, den Lymphknoten und den Milzen.

Die Frequenz der aktivierten (CD86+) spenderstämmigen Dendritischen Zellen war in den Lymphknoten der 6hll Gruppe signifikant niedriger (vgl. 5.7.2, Abb 24). Dieses Ergebnis stand in Einklang mit der Analyse aller CD86+ Dendritischen Zellen von Spender und Empfänger, welche in der 6hll Gruppe niedrigere Frequenzen dieser Zellen ergab (s.o.). Für die Erklärung der abgeschwächten Alloreaktion in der 6hll Gruppe könnte die Verteilung der aktivierten spenderstämmigen DC besonders relevant sein, da die Antigenpräsentation 20 Tage nach Transplantation vornehmlich durch diese Zellpopulation geschieht [12, 126, 68]. Die erhöhte Frequenz von RT1A^{ab}+ MHCII+ OX62+ Dendritischen Zellen in der Blutbahn der Tiere der 6hll Gruppe widerspricht dem nicht, denn wie oben anhand der Experimente von Fu et al sowie Otto et al dargelegt, können MHCII+ Dendritische Zellen auch tolerogen wirken, sofern sie nicht CD86+ sind.

Auch von anderen Autoren wird die Hypothese vertreten, dass MHCII+ CD86- DC zur Toleranz des Transplantats beitragen, während MHCII+ CD86+ DC zur Abstoßung des Transplantats führen [9, 172, 173]. Inwiefern diese Betrachtung eine valide Sichtweise der Immunreaktion widerspiegelt, ist jedoch fraglich. Okuda et al haben die Zusammensetzung der gesamten Splenozytenpopulation in einem allogenen und einem tolerogenen Modell untersucht und konnten keinen Zusammenhang zwischen DC-Zelltyp und Toleranz respektive Abstoßung nachweisen [174]. Auch Ichikawa et al konnten keinen direkten Zusammenhang zwischen Toleranz und DC-Zelltyp nachweisen [175]. Den beiden gegensätzlichen Beobachtungen liegen zwei unterschiedliche Theorien zur Erklärung von T- und B-Zell-Reaktionsmustern zugrunde. Die sogenannte Zwei-Signal-Hypothese besagt, dass die MHC-vermittelte Antigenpräsentation allein zu einer Abschaltung von T-und B-Zellen führt, während Antigenpräsentation + Kostimulation eine Alloantwort herbeiführt [37]. Demgegenüber steht ein Konzept, das die Lokalisation und die Dosis von Antigen und Antigen Präsentierenden Zellen für die Determination der Immunantwort verantwortlich macht. Diesem Konzept zufolge, welches von renommierten Wissenschaftlern wie Rolf Zinkernagel und Thomas Starzl vertreten wird, beruht das Ausmaß der Immunantwort auf der Zahl der antigentragenden Zellen in den sekundären Lymphatischen Organen insgesamt [176, 177]. Einzelne Untergruppen dieser Zellen spielen dabei den Autoren zufolge nur eine untergeordnete Rolle, da sie in der Gesamtheit der alloantigentragenden Zellen zahlenmäßig kaum ins Gewicht fallen [174, 176]. Auch in der vorgelegten Arbeit stellten die donorstämmigen CD86+ Dendritischen Zellen nur einen sehr geringen Teil der gesamten Zellpopulation in den sekundären lymphatischen Organen: In den untersuchten Lymphknoten der 5minII Gruppe nahmen die spenderstämmigen Dendritischen Zellen einen Anteil von weniger als 1 % an den untersuchten Zellen ein, in der 6hII Gruppe weniger als 0,5 % und in den Milzen jeweils unter 1,5 % (Abb. 23). Von diesen Zellen waren in den Milzen weniger als 20 % CD86+, in den Lymphknoten weniger als 5 % (Abb. 24). Dagegen stellten die donorstämmigen RT1A^{ab}+ Zellen insgesamt über 20 % der gesamten Zellpopulation in den Transplantaten der 5minII Gruppe gegenüber lediglich 12 % in der Vergleichsgruppe, entsprechend ergaben sich in den sekundären lymphatischen Organen hochsignifikante Unterschiede, die mit der verminderten Alloreaktion in der 6hII Gruppe in Einklang stehen (5.7.2, Abb. 22). Neben der Zahl der APZ als Ausdruck der Antigendosis in den sekundären lymphatischen Organen ist den oben genannten Autoren zufolge die Dauer der Antigenpräsenz im Empfänger entscheidend. Persistieren körperfremde Antigene lange genug im Körper eines Wirts ohne eine Alloreaktion auszulösen, so kommt es zur klonalen Deletion von alloreaktiven T- und B-Zellen [176, 177]. Zahlreiche Experimente sprechen dafür, dass auf diese Weise Toleranz sowohl eines Transplantats als auch, im Rahmen der Phylogenese, des eigenen Körpers entstehen kann [176 - 179].

7 Zusammenfassung

Die Nierentransplantation stellt heute für Patienten mit terminalem Nierenversagen die Therapie der Wahl dar. Ein Nierentransplantat zu erhalten, bedeutet für die Patienten einen großen Zugewinn an Lebensqualität und Lebenserwartung. Mit der Notwendigkeit zur lebenslangen Immunsuppression gehen jedoch erhebliche Risiken und Verpflichtungen einher. Immunsuppressiva prädisponieren zu opportunistischen und neoplastischen Erkrankungen, erfordern eine hohe Compliance und können dennoch die langfristige Zerstörung des Transplantats nicht verhindern. Als eine optimale Lösung für dieses Dilemma gilt die Induktion von transplantatspezifischer Toleranz. Indem das Organ nicht mehr als körperfremd erkannt wird, entfällt die Notwendigkeit zur lebenslangen Immunsuppression sowie die damit assoziierten Probleme. Von vielen möglichen Ansätzen stellt die Induktion von sogenannter Infektiöser Toleranz mit Hilfe von monoklonalen Anti-CD4-Antikörpern ein einfaches und robustes Verfahren dar.

Die Dauer der Kaltischämiezeit ist für die Praxis der Nierentransplantation eine wichtige Einflussgröße, da eine Verlängerung dieser Zeitspanne unter klassischer Immunsuppression mit einer verschlechterten Transplantatfunktion und einer verkürzten Überlebenszeit des Transplantats verbunden ist. Der vorgelegten Arbeit lag die Frage zugrunde, welchen Einfluss eine verlängerte Kaltischämiezeit auf die Transplantatfunktion ausübt, wenn ein Regime zur experimentellen Induktion von Infektiöser Transplantattoleranz verwendet wird. Zudem wurde untersucht, wie die verlängerte Kaltischämiezeit die Fähigkeit der Immunzellen beeinflusst, während einer zweiten Transplantationsserie die akute Abstoßung zu unterdrücken.

Dazu wurden unter Therapie mit dem monoklonalen Anti-CD4-Antikörper RIB 5/2 in einem etablierten Rattenmodell Nierentransplantationen mit variierter Kaltischämiezeit durchgeführt. Die Transplantatfunktion wurde 100 Tage lang überwacht und die Organe wurden nach Ende des Beobachtungszeitraumes morphologisch auf Zeichen der chronischen Schädigung untersucht. Nach adoptivem Zelltransfer von Splenozyten aus der ersten Empfängergeneration erfolgte eine zweite Transplantationsserie. Diese Transplantate wurden 20 Tage nach

Transplantation morphologisch auf Zeichen akuter Abstoßung untersucht. Mittels FACS (T-Zellen, Dendritische Zellen, donorstämmige Zellen), ELISA (IFNγ, TNFα, IL-4, IL-6, IL-10) und ELISpot (Alloreaktivität von T-Zellen) wurden zudem relevante Parameter des Immunsystems der Empfänger untersucht.

Es konnte gezeigt werden, dass die Toleranzinduktion mit Hilfe eines monoklonalen, nicht depletierenden Antikörpers trotz verlängerter Kaltischämie gelingt. Die Nierenfunktionsparameter der Transplantate beider Versuchsgruppen lieferten keine Hinweise auf einen negativen Einfluss der Kaltischämie auf die Transplantatfunktion. Der fehlende Einfluss von verlängerter Kaltischämiezeit auf die Transplantatfunktion stand im Gegensatz zu vergleichbaren Experimenten mit Ciclosporin A, in denen bereits nach wesentlich kürzeren Kaltischämiezeiten eine signifikante Verschlechterung der Transplantatfunktion nachgewiesen wurde.

Die Analyse relevanter Zytokine und Zellpopulationen nach adoptivem Zelltransfer und Zweittransplantation zeigte einen Benefit für jene Tiere, die Splenozyten aus der Gruppe mit verlängerter Kaltischämie erhalten hatten. Hier waren die antigenspezifische IFNγ-Produktion, sowie die IFNγ- und TNFα-Spiegel vermindert. In diesen Tieren fanden sich signifikant niedrigere Anteile aktivierter (CD86+) Dendritischer Zellen und aktivierter spenderstämmiger Dendritischer Zellen. Einen zahlenmäßig wesentlich größeren Einfluss hatten jedoch die spenderstämmigen Zellen insgesamt, die in dieser Gruppe ebenfalls signifikant vermindert waren. Ein klarer Zusammenhang zwischen der Konzentration der bestimmten Zytokine und dem Ausmaß der Alloreaktion konnte nicht nachgewiesen werden.

Die vorgelegte Arbeit hat gezeigt, dass eine verlängerte Kaltischämiezeit einen relativ geringen Einfluss auf die Transplantatfunktion hat, wenn statt einer klassischen Immunsuppression antigenspezifische Toleranz induziert wird. Die verlängerte Kaltischämiezeit während der ersten Transplantationsserie resultierte in einer stärkeren Unterdrückung der akuten Abstoßung während der zweiten Transplantationsserie. Die Induktion von Toleranz stellte sich als ein dynamischer Prozess dar, bei dem der schädigende Einfluss der verlängerten Kaltischämie durch eine verstärkte Immunregulation kompensiert wurde.

8 Literaturverzeichnis

1. Merill JP, Murray JE, Harrison JH, Guild WR. Successful homotransplantation of the human kidney between identical twins. J Am Med Assoc. 1956 Jan 28;160(4): 277-82.
2. Meier-Kriesche HU, Schold JD, Srinivas TR, Kaplan B. Lack of improvement in renal allograft survival despite a marked decrease in acute rejection rates over the most recent era. Am J Transplant. 2004 Mar;4(3):378-83.
3. 2006 Annual Report of the U.S. Organ Procurement and Transplantation Network and the Scientific Registry of Transplant Recipients. Daten von 1994-2004. http://www.ustransplant.org/annual_reports/current/113_surv-new_dh.htm
4. Tauber, Alfred, "The Biological Notion of Self and Non-self", The Stanford Encyclopedia of Philosophy (Spring 2006 Edition), Edward N. Zalta. http://plato.stanford.edu/archives/spr2006/entries/biology-self
5. Auchincloss H Jr, Winn HJ: Clarence Cook Little (1888-1971): the genetic basis of transplant immunology. Am J Transplant. 2004 Feb;4(2):155-9
6. Mackay IR. The 'Burnet era' of immunology: origins and influence. Immunol Cell Biol. 1991 Oct;69 (Pt 5):301-5.
7. Kerman RH, Orosz CG, Lorber MI. Clinical relevance of anti-HLA antibodies pre and post transplant. Am J Med Sci. 1997 May;313(5):275-8
8. Gebel HM, Bray RA. Sensitization and sensitivity: defining the unsensitized patient. Transplantation. 2000 Apr 15;69(7):1370-4
9. Racusen LC, Haas M. Antibody-mediated rejection in renal allografts: lessons from pathology.Clin J Am Soc Nephrol. 2006 May;1(3):415-20.
10. Platt JL. Xenotransplantation: recent progress and current perspectives. Curr Opin Immunol. 1996 Oct;8(5):721-8.
11. Böhmig G, Regele H: Diagnosis and treatment of antibody-mediated kidney allograft rejection.Transpl Int. 2003 Nov;16(11):773-87. Epub 2003 Oct 8
12. Orosz CG, VanBuskirk AM.Immune mechanisms of acute rejection.Transplant Proc. 1998 May;30(3):859-61
13. EBPG Expert Group on Renal Transplantation. European best practice guidelines for renal transplantation. Section IV: Long-term management of the transplant

recipient. IV.13 Analysis of patient and graft survival. Nephrol Dial Transplant. 2002;17 Suppl 4:60-7.
14. Benediktsson, H. Histopathology of chronic renal allograft dysfunction. Transplantation Reviews. Volume 18, Issue 2, April 2004, Pages 80-85
15. Massy ZA, Guijarro C, Wiederkehr MR, Ma JZ, Kasiske BL. Chronic renal allograft rejection: immunologic and nonimmunologic risk factors. Kidney Int. 1996 Feb; 49(2):518-24.
16. Waaga AM, Gasser M, Laskowski I, Tilney NL. Mechanisms of chronic rejection. Curr Opin Immunol. 2000 Oct;12(5):517-21.
17. Fehr T, Sykes M. Tolerance induction in clinical transplantation.Transpl Immunol. 2004 Sep-Oct;13(2):117-30.
18. Collaborative Transplant Study. Newsletter 2, 2004: www.ctstransplant.org
19. Su X, Zenios SA, Chakkera H, Milford EL, Chertow GM. Diminishing significance of HLA matching in kidney transplantation. Am J Transplant 2004; 4: 1501–1508
20. Ojo AO, Wolfe RA, Held PJ, Port FK, Schmouder RL.: Delayed graft function: risk factors and implications for renal allograft survival. Transplantation. 1997 Apr 15;63(7):968-74.
21. Quiroga I, McShane P, Koo DD, Gray D, Friend PJ, Fuggle S, Darby C.: Major effects of delayed graft function and cold ischaemia time on renal allograft survival. Nephrol Dial Transplant. 2006 Jun;21(6):1689-96.
22. Roodnat JI, Mulder PG, Van Riemsdijk IC, IJzermans JN, van Gelder T, Weimar W.: Ischemia times and donor serum creatinine in relation to renal graft failure. Transplantation. 2003 Mar 27;75(6):799-804.
23. Kyllonen LE, Salmela KT, Eklund BH et al. Long-term results of 1047 cadaveric kidney transplantations with special emphasis on initial graft function and rejection. Transpl Int 2000; 13: 122–128
24. Salahudeen AK, Haider N, May W: Cold ischemia and the reduced long-term survival of cadaveric renal allografts. Kidney International, Vol. 65 (2004), pp. 713–718
25. Kouwenhoven EA, de Bruin RW, Bajema IM, Marquet RL, Ijzermans JN.: Cold ischemia augments allogeneic-mediated injury in rat kidney allografts. Kidney Int. 2001 Mar;59(3):1142-8.

26. Herrero-Fresneda I, Torras J, Cruzado JM, Condom E, Vidal A, Riera M, Lloberas N, Alsina J, Grinyo JM. Do alloreactivity and prolonged cold ischemia cause different elementary lesions in chronic allograft nephropathy?Am J Pathol. 2003 Jan;162(1):127-37.
27. Warrens, A.N., Lombardi, G., and Lechler, R.I.: Presentation and recognition of major and minor histocompatibility antigens. Transpl. Immunol. 1994, 2:103-107
28. Dustin ML. Stop and go traffic to tune T cell responses.Immunity. 2004 Sep;21(3): 305-14
29. Benichou G, Valujskikh A, Heeger PS. Contributions of direct and indirect T cell alloreactivity during allograft rejection in mice. J Immunol 1999; 162 (1): 352-358
30. Lechler RI, Batchelor JR. Restoration of immunogenicity to passenger cell-depleted kidney allografts by the addition of donor strain dendritic cells. J Exp Med 1982; 155 (1): 31-41
31. Benichou G, Takizawa PA, Olson CA, McMillan M, Sercarz EE. Donor major histocompatibility complex (MHC) peptides are presented by recipient MHC molecules during graft rejection. J Exp Med 1992; 175 (1): 305-308
32. Benichou G, Fedoseyeva E, Lehmann PV et al. Limited T cell response to donor MHC peptides during allograft rejection. Implications for selective immune therapy in transplantation. J Immunol 1994; 153 (3): 938-945
33. Game DS, Lechler RI. Pathways of allorecognition: implications for transplantation tolerance. Transpl Immunol. 2002 Aug;10(2-3):101-8.
34. Itano AA, Jenkins MK. Antigen presentation to naive CD4 T cells in the lymph node. Nat Immunol. 2003 Aug;4(8):733-9.
35. Penfield JG, Dawidson IA, Ar'Rajab A, Kielar MA, Jeyarajah DR, Lu CY. Syngeneic renal transplantation increases the number of renal dendritic cells in the rat. Transpl Immunol. 1999 Dec;7(4):197-200.
36. Usharauli D. Dendritic cells and the immunity/tolerance decision.Med Hypotheses. 2005;64(1):112-3.
37. Gill RG, Coulombe M, Lafferty KJ. Pancreatic islet allograft immunity and tolerance: the two-signal hypothesis revisited. Immunol Rev. 1996 Feb;149:75-96.
38. Krieger NR, Yin DP, Fathmann CG. CD4+ but not CD8+ cells are essential for allorejection. J Exp Med 1996; 184 (5):2013-2018

39. Bishop DK, Chan Wood S, Eichwald EJ, Orosz CG. Immunobiology of allograft rejection in the absence of IFN-gamma: CD8+ effector cells develop independently of CD4+ cells and CD40-CD40 ligand interactions. J Immunol. 2001 Mar 1;166(5):3248-55.
40. Walsh CM, Hayashi F, Saffran DC, Ju ST, Berke G, Clark WR. Cell-mediated cytotoxicity results from, but may not be critical for, primary allograft rejection.J Immunol. 1996 Feb 15;156(4):1436-41.
41. Kaminska D, Tyran B, Mazanowska O, Letachowicz W, Kochman A, Rabczynski J, Szyber P, Patrzalek D, Chudoba P, Klinger M. Intragraft mRNA expression of cytokines and growth factors in human kidney allograft biopsies by in situ RT-PCR analysis. Transplant Proc. 2005 Mar;37(2):767-9
42. Schroder K, Hertzog PJ, Ravasi T, Hume DA.: Interferon-gamma: an overview of signals, mechanisms and functions. J Leukoc Biol. 2004 Feb;75(2):163-89. Epub 2003 Oct 2.
43. Tracey KJ, Cerami A. Tumor necrosis factor: a pleiotropic cytokine and therapeutic target. Annu Rev Med. 1994;45:491-503.
44. Goes N, Sims T, Urmson J, Vincent D, Ramassar V, Halloran PF: Disturbed MHC regulation in the interferon- knockout mouse. J Immunol 155: 4559–4566, 1995
45. Kaufman DB, Shapiro R, Lucey MR, Cherikh WS, T Bustami R, Dyke DB. Immunosuppression: practice and trends. Am J Transplantation 2004; 4 Suppl 9:38-53
46. Kirk AD. Induction immunosuppression.Transplantation. 2006 Sep 15;82(5): 593-602
47. Préville X, Flacher M, LeMauff B, Beauchard S, Davelu P, Tiollier J, Revillard JP. Mechanisms involved in antithymocyte globulin immunosuppressive activity in a nonhuman primate model.Transplantation. 2001 Feb 15;71(3):460-8
48. Poghosyan T, Ackerman SJ, Ravenel JG. Infectious complications of solid organ transplantation.Semin Roentgenol. 2007 Jan;42(1):11-22.
49. Sia IG, Paya CV. Infectious complications following renal transplantation. Surg Clin North Am. 1998 Feb;78(1):95-112.
50. Schmidt A, Oberbauer R. Bacterial and fungal infections after kidney transplantation. Curr Opin Urol. 1999 Jan;9(1):45-9.

51. U.S. Renal Data System, USRDS 2007 Annual Data Report: Atlas of Chronic Kidney Disease and End-Stage Renal Disease in the United States, National Institutes of Health, National Institute of Diabetes and Digestive and Kidney Diseases, Bethesda, MD, 2007.
52. Anaya F, Plaza J, Sanz-Guajardo D, Luque A, Rengel M, Fernández J, Moreno M. Cancer after renal transplantation.Transplant Proc. 2003 Mar;35(2):697-9.
53. Newstead CG. Assessment of risk of cancer after renal transplantation.Lancet. 1998 Feb 28;351(9103):610-1
54. Chapman JR, Nakivell BJ. Nephrotoxicity of ciclosporin A: short-term gain or long-term pain? Neprol Dial Transplant; 2006 Aug; 21(8) : 2060-3.
55. Fellström B. Cyclosporine nephrotoxicity. Transplant Proc. 2004 Mar;36(2 Suppl): 220S-223S
56. Lee AJ, Morgan CL, Conway P, Currie CJ.: Characterisation and comparison of health-related quality of life for patients with renal failure. Curr Med Res Opin. 2005 (11):1777-83
57. Miller LW. Cardiovascular toxicities of immunosuppressive agents. Am J Transplant. 2002 Oct;2(9):807-18.
58. Denhaerynck K, Dobbels F, Cleemput I, Desmyttere A, Schäfer-Keller P, Schaub S, De Geest S. Prevalence, consequences, and determinants of nonadherence in adult renal transplant patients: a literature review. Transpl Int. 2005 Oct;18(10): 1121-33.
59. 2006 Annual Report of the U.S. Organ Procurement and Transplantation Network and the Scientific Registry of Transplant Recipients: Transplant Data 1996-2005. Health Resources and Services Administration, Healthcare Systems Bureau, Division of Transplantation, Rockville, MD
60. Rossini AA, Greiner DL, Mordes JP: Induction of immunologic tolerance for transplantation. Physiol Rev. 1999 Jan;79(1):99-141.
61. Womer KL, Lee RS, Madsen JC, Sayegh MH. Tolerance and chronic rejection. Philos Trans R Soc Lond B Biol Sci. 2001 May 29;356(1409):727-38
62. Mackay IR. Science, medicine, and the future: Tolerance and autoimmunity.BMJ. 2000 Jul 8;321(7253):93-6
63. http://edoc.hu-berlin.de/habilitationen/massenkeil-gero-2004-10-18/HTML/chapter1.html

64. Billingham RE, Brent L, Medawar PB. 'Actively acquired tolerance' of foreign cells. 1953. Transplantation. 2003 Nov 27;76(10):1409-12
65. Bühler LH, Spitzer TR, Sykes M, Sachs DH, Delmonico FL, Tolkoff-Rubin N, Saidman SL, Sackstein R, McAfee S, Dey B, Colby C, Cosimi AB. Induction of kidney allograft tolerance after transient lymphohematopoietic chimerism in patients with multiple myeloma and end-stage renal disease. Transplantation. 2002 Nov 27;74(10):1405-9.
66. Kawai T, Cosimi AB, Spitzer TR, Tolkoff-Rubin N, Suthanthiran M, Saidman SL, Shaffer J, Preffer FI, Ding R, Sharma V, Fishman JA, Dey B, Ko DS, Hertl M, Goes NB, Wong W, Williams WW Jr, Colvin RB, Sykes M, Sachs DH. HLA-mismatched renal transplantation without maintenance immunosuppression. N Engl J Med. 2008 Jan 24;358(4):353-61.
67. Bretscher P, Cohn M: A theory of self-nonself discrimination. Science. 1970 Sep 11;169(950):1042-9
68. Jenkins, M. K., Pardoll, J., Mizuguchi, J., Chused, T. M., Schwartz. Molecular events in the induction of a nonresponsive state in interleukin 2-producing helper T-lymphocyte clones. Proc Natl Acad Sci U S A. 1987 Aug;84(15):5409-13.
69. Mackey MF, Barth RJ Jr, Noelle RJ. The role of CD40/CD154 interactions in the priming, differentiation, and effector function of helper and cytotoxic T cells. J Leukoc Biol. 1998 Apr;63(4):418-28
70. Sebille F, Vanhove B, Soulillou JP. Mechanisms of tolerance induction: blockade of co-stimulation. Philos Trans R Soc Lond B Biol Sci. 2001 May 29;356(1409): 649-57
71. Perrin PJ, June CH, Maldonado JH, Ratts RB, Racke MK. Blockade of CD28 during in vitro activation of encephalitogenic T cells or after disease onset ameliorates experimental autoimmune encephalomyelitis. J Immunol. 1999 Aug 1;163(3):1704-10.
72. Lenschow DJ, Zeng Y, Thistlethwaite JR, Montag A, Brady W, Gibson MG, Linsley PS, Bluestone JA. Long-term survival of xenogeneic pancreatic islet grafts induced by CTLA4Ig. Science. 1992 Aug 7;257(5071):789-92.
73. Schroeder RA, Marroquin CE, Kuo PC. Tolerance and the "Holy Grail" of transplantation. J Surg Res. 2003 May 1;111(1):109-19

74. Isaacs JD. T cell immunomodulation--the Holy Grail of therapeutic tolerance.Curr Opin Pharmacol. 2007 Aug;7(4):418-25
75. Dengler TJ, Szabo G, Sido B, Nottmeyer W, Zimmerman R, Vahl CF, Hünig T, Meuer SC. Prolonged allograft survival but no tolerance induction by modulating CD28 antibody JJ319 after high-responder rat heart transplantation. Transplantation. 1999 Feb 15;67(3):392-8
76. Matesic D, Lehmann PV, Heeger PS. High-resolution characterization of cytokine-producing alloreactivity in naive and allograft-primed mice. Transplantation 1998; 65 (7): 906-914
77. Qin S, Cobbold SP, Pope H, Elliott J, Kioussis D, Davies J, Waldmann H.: "Infectious" transplantation tolerance. Science. 1993 Feb 12;259(5097):974-7
78. Qin SX, Wise M, Cobbold SP, Leong L, Kong YC, Parnes JR, Waldmann H.: Induction of tolerance in peripheral T cells with monoclonal antibodies. Eur J Immunol. 1990 Dec;20(12):2737-45
79. Qin SX, Wise M, Cobbold SP, Leong L, Kong YC, Parnes JR, Waldmann H.: Induction of tolerance in peripheral T cells with monoclonal antibodies. Eur J Immunol. 1990 Dec;20(12):2737-45
80. Scully R, Qin S, Cobbold S, Waldmann H.: Mechanisms in CD4 antibody-mediated transplantation tolerance: kinetics of induction, antigen dependency and role of regulatory T cells. Eur J Immunol. 1994 Oct;24(10):2383-92
81. Cobbold S, Waldmann H.: Infectious tolerance. Curr Opin Immunol. 1998 Oct; 10(5):518-24
82. Onodera K, Lehmann M, Akalin E, Volk HD, Sayegh MH, Kupiec-Weglinski JW. Induction of "infectious" tolerance to MHC-incompatible cardiac allografts in CD4 monoclonal antibody-treated sensitized rat recipients. J Immunol. 1996 Sep 1;157(5):1944-50
83. Chen ZK, Cobbold SP, Waldmann H, Metcalfe S. Amplification of natural regulatory immune mechanisms for transplantation tolerance. Transplantation. 1996 Nov 15;62(9):1200-6
84. Lehmann M, Sternkopf F, Metz F, Brock J, Docke WD, Plantikow A, Kuttler B, Hahn HJ, Ringel B, Volk HD.: Induction of long-term survival of rat skin allografts by a novel, highly efficient anti-CD4 monoclonal antibody. Transplantation. 1992 Dec;54(6):959-62

85. Siegling A, Lehmann M, Riedel H, Platzer C, Brock J, Emmrich F, Volk HD.: A nondepleting anti-rat CD4 monoclonal antibody that suppresses T helper 1-like but not T helper 2-like intragraft lymphokine secretion induces long-term survival of renal allografts. Transplantation. 1994 Feb;57(3):464-7
86. Winsor-Hines D, Merrill C, O'Mahony M, Rao PE, Cobbold SP, Waldmann H, Ringler DJ, Ponath PD. Induction of immunological tolerance/hyporesponsiveness in baboons with a nondepleting CD4 antibody.J Immunol. 2004 Oct 1;173(7): 4715-23
87. Lee S. An improved technique of renal transplantation in the rat. Surgery 1967; 61: 771-773
88. Tejani A, Stablein D, Ho P. Calculated creatinine clearance (CCC) as the most promising candidate surrogate end point for clinical trials. Am J Transplant 2002; 2 (Suppl 3): 256
89. First MR.: Renal function as a predictor of long-term graft survival in renal transplant patients. Nephrol Dial Transplant. 2003 May;18 Suppl 1:i3-6
90. Diamond JR, Tilney NL, Frye J, et al. Progressive albuminuria and glomerulosclerosis in a rat model of renal allograft rejection. Transplantation 1992; 54: 710
91. Reichel H, Zeier M, Ritz E.: Proteinuria after renal transplantation: pathogenesis and management. Nephrol Dial Transplant. 2004 Feb;19(2):301-5.
92. Hohage H, Kleyer U, Bruckner D, August C, Zidek W, Spieker C. Influence of proteinuria on long-term transplant survival in kidney transplant recipients. *Nephron* 1997; 75: 160–165
93. McLaren AJ, Fuggle SV, Welsh KI, Gray DW, Morris PJ. Chronic allograft failure in human renal transplantation: a multivariate risk factor analysis. Ann Surg 2000; 232: 98–103
94. Wyss-Coray T, Mauri-Hellweg D, Baumann K, Bettens F, Grunow R, Pichler WJ.: The B7 adhesion molecule is expressed on activated human T cells: functional involvement in T-T cell interactions. Eur J Immunol. 1993 Sep;23(9):2175-80
95. Butcher GW, Corvalan JR, Licence DR, Howard JC.: Immune response genes controlling responsiveness to major transplantation antigens. Specific major histocompatibility complex-linked defect for antibody responses to class I alloantigens

96. Griffiths G, Quinn P, Warren G: Dissection of the Golgi complex. I. Monensin inhibits the transport of viral membrane proteins from medial to trans Golgi cisternae in baby hamster kidney cells infected with Semliki Forest virus. J Cell Biol. 1983 Mar;96(3):835-50.
97. Ludany A, Gallyas F, Gaszner B, Andrasfalvy B, Szucs G, Kellermayer M.: Skimmed-milk blocking improves silver post-intensification of peroxidase-diaminobenzidine staining on nitrocellulose membrane in immunoblotting. Electrophoresis. 1993 Jan-Feb;14(1-2):78-80
98. Solez K, Axelsen RA, Benediktsson H, Burdick JF, Cohen AH, Colvin RB, Croker BP, Droz D, Dunnill MS, Halloran PF, et al.: International standardization of criteria for the histologic diagnosis of renal allograft rejection: the Banff working classification of kidney transplant pathology. Kidney Int. 1993 Aug;44(2):411-22.
99. Yilmaz S, Paavonen T, Hayry P.: Chronic rejection of rat renal allografts. II. The impact of prolonged ischemia time on transplant histology. Transplantation. 1992 Apr;53(4):823-7
100. Kovacs EJ.: Fibrogenic cytokines: the role of immune mediators in the development of scar tissue. Immunol Today. 1991 Jan;12(1):17-23
101. Horii Y, Muraguchi A, Iwano M, Matsuda T, Hirayama T, Yamada H, Fujii Y, Dohi K, Ishikawa H, Ohmoto Y, et al.: Involvement of IL-6 in mesangial proliferative glomerulonephritis. J Immunol. 1989 Dec 15;143(12):3949-55
102. Fellstrom B.: Transplantation atherosclerosis. J Intern Med. 1996 Nov;240(5): 253-7
103. Paul LC, Hayry P, Foegh M, Dennis MJ, Mihatsch MJ, Larsson E, Fellstrom B.: Diagnostic criteria for chronic rejection/accelerated graft atherosclerosis in heart and kidney transplants: joint proposal from the Fourth Alexis Carrel Conference on Chronic Rejection and Accelerated Arteriosclerosis in Transplanted Organs. Transplant Proc. 1993 Apr;25(2):2022-3
104. Racusen LC, Solez K, Colvin RB, Bonsib SM, Castro MC, Cavallo T, Croker BP, Demetris AJ, Drachenberg CB, Fogo AB, Furness P, Gaber LW, Gibson IW, Glotz D, Goldberg JC, Grande J, Halloran PF, Hansen HE, Hartley B, Hayry PJ, Hill CM, Hoffman EO, Hunsicker LG, Lindblad AS, Yamaguchi Y, et al.: The Banff 97 working classification of renal allograft pathology. Kidney Int. 1999 Feb;55(2): 713-23

105. Macdonald FI, Ashraf S, Picton M, Dyer PA, Parrott NR, Short CD, Roberts IS.: Banff criteria as predictors of outcome following acute renal allograft rejection. Nephrol Dial Transplant. 1999 Jul;14(7):1692-7

106. Takada M, Nadeau KC, Shaw GD, Marquette KA, Tilney NL.: The cytokine-adhesion molecule cascade in ischemia/reperfusion injury of the rat kidney. Inhibition by a soluble P-selectin ligand. J Clin Invest. 1997 Jun 1;99(11):2682-90

107. Tinckam K, Rush D, Hutchinson I, Dembinski I, Pravica V, Jeffery J, Nickerson P.: The relative importance of cytokine gene polymorphisms in the development of early and late acute rejection and six-month renal allograft pathology. Transplantation. 2005 Apr 15;79(7):836-41

108. Asderakis A, Sankaran D, Dyer P, Johnson RW, Pravica V, Sinnott PJ, Roberts I, Hutchinson IV.: Association of polymorphisms in the human interferon-gamma and interleukin-10 gene with acute and chronic kidney transplant outcome: the cytokine effect on transplantation. Transplantation. 2001 Mar 15;71(5):674-7

109. Hauser IA, Spiegler S, Kiss E, Gauer S, Sichler O, Scheuermann EH, Ackermann H, Pfeilschifter JM, Geiger H, Grone HJ, Radeke HH: Prediction of acute renal allograft rejection by urinary monokine induced by IFN-gamma (MIG). J Am Soc Nephrol. 2005 Jun;16(6):1849-58

110. Daemen MA, van't Veer C, Wolfs TG, Buurman WA. Ischemia/reperfusion-induced IFN-gamma up-regulation: involvement of IL-12 and IL-18. J Immunol. 1999 May 1;162(9):5506-10

111. Daemen MA, van de Ven MW, Heineman E, Buurman WA. Involvement of endogenous interleukin-10 and tumor necrosis factor-alpha in renal ischemia-reperfusion injury. Transplantation. 1999 Mar 27;67(6):792-800

112. Arima T, Lehmann M, Flye MW. Induction of donor specific transplantation tolerance to cardiac allografts following treatment with nondepleting (RIB 5/2) or depleting (OX-38) anti-CD4 mAb plus intrathymic or intravenous donor alloantigen. Transplantation. 1997 Jan 27;63(2):284-92

113. Azzawi M, Hasleton PS, Hutchinson IV.: TNF-alpha in acute cardiac transplant rejection. Cytokines Cell Mol Ther. 1999 Mar;5(1):41-9

114. Kutukculer N, Shenton BK, Clark K, Rigg KM, Forsythe JL, Kirby JA, Proud G, Taylor RM.: Renal allograft rejection: the temporal relationship and predictive

value of plasma TNF (alpha and beta), IFN-gamma and soluble ICAM-1. Transpl Int. 1995;8(1):45-50

115. Asadullah K, Sterry W, Volk HD. Interleukin-10 therapy--review of a new approach. Pharmacol Rev. 2003 Jun;55(2):241-69

116. Mekala DJ, Alli RS, Geiger TL.: IL-10-dependent infectious tolerance after the treatment of experimental allergic encephalomyelitis with redirected CD4+CD25+ T lymphocytes. Proc Natl Acad Sci U S A. 2005 Aug 16;102(33):11817-22

117. Akbari O, DeKruyff RH, Umetsu DT.: Pulmonary dendritic cells producing IL-10 mediate tolerance induced by respiratory exposure to antigen. Nat Immunol. 2001 Aug;2(8):725-31

118. Hara M, Kingsley CI, Niimi M, Read S, Turvey SE, Bushell AR, Morris PJ, Powrie F, Wood KJ. IL-10 is required for regulatory T cells to mediate tolerance to alloantigens in vivo. J Immunol. 2001 Mar 15;166(6):3789-96

119. Ke B, Ritter T, Kato H, Zhai Y, Li J, Lehmann M, Busuttil RW, Volk HD, Kupiec-Weglinski JW: Regulatory cells potentiate the efficacy of IL-4 gene transfer by up-regulating Th2-dependent expression of protective molecules in the infectious tolerance pathway in transplant recipients. J Immunol. 2000 Jun 1;164(11): 5739-45

120. Punch JD, Tono T, Qin L, Bishop DK, Bromberg JS.: Tolerance induction by anti-CD2 plus anti-CD3 monoclonal antibodies: evidence for an IL-4 requirement. J Immunol. 1998 Aug 1;161(3):1156-62

121. Lacha J, Hribova P, Kotsch K, Brabcova I, Bartosova K, Volk HD, Vitko S.: Effect of cytokines and chemokines (TGF-beta, TNF-alpha, IL-6, IL-10, MCP-1, RANTES) gene polymorphisms in kidney recipients on posttransplantation outcome: influence of donor-recipient match. Transplant Proc. 2005 Mar;37(2): 764-6

122. Waiser J, Budde K, Katalinic A, Kuerzdorfer M, Riess R, Neumayer HH.: Interleukin-6 expression after renal transplantation. Nephrol Dial Transplant. 1997 Apr;12(4):753-9

123. Graca L, Cobbold SP, Waldmann H. Identification of regulatory T cells in tolerated allografts. J Exp Med. 2002 Jun 17;195(12):1641-6

124. Graca L, Le Moine A, Lin CY, Fairchild PJ, Cobbold SP, Waldmann H. Donor-specific transplantation tolerance: the paradoxical behavior of CD4+CD25+ T cells. Proc Natl Acad Sci U S A. 2004 Jul 6;101(27):10122-6
125. Gould DS, Auchincloss H Jr: Direct and indirect recognition: the role of MHC antigens in graft rejection. Immunol Today. 1999 Feb;20(2):77-82
126. Baker RJ, Hernandez-Fuentes MP, Brookes PA, Chaudhry AN, Cook HT, Lechler RI: Loss of direct and maintenance of indirect alloresponses in renal allograft recipients: implications for the pathogenesis of chronic allograft nephropathy. J Immunol. 2001 Dec 15;167(12):7199-206
127. Camporeale A, Boni A, Iezzi G, Degl'Innocenti E, Grioni M, Mondino A, Bellone M.: Critical impact of the kinetics of dendritic cells activation on the in vivo induction of tumor-specific T lymphocytes. Cancer Res. 2003 Jul 1;63(13): 3688-94
128. http://mpr.nci.nih.gov/prow/guide/354181017_g.htm
129. Holling TM, van der Stoep N, Quinten E, van den Elsen PJ.: Activated human T cells accomplish MHC class II expression through T cell-specific occupation of class II transactivator promoter III. J Immunol. 2002 Jan 15;168(2):763-70
130. Grau V, Herbst B, Steiniger B.: Dynamics of monocytes/macrophages and T lymphocytes in acutely rejecting rat renal allografts. Cell Tissue Res. 1998 Jan; 291(1):117-26
131. Waldmann H, Cobbold S.: How do monoclonal antibodies induce tolerance? A role for infectious tolerance? Annu Rev Immunol. 1998;16:619-44. Review
132. Schroeder G, Risch K, Kotsch K, Siepert A, Brock J, Nickel P, Reinke P, Ritter T, Volk HD, Lehmann M.: FTY720 prevents anti-CD4 mAb-induced tolerance but cannot reverse established tolerance in a rat kidney transplantation model. Am J Transplant. 2004 Jun;4(6):863-71
133. Myers SI, Wang L, Myers DJ.: Loss of renal function and microvascular blood flow after suprarenal aortic clamping and reperfusion (SPACR) above the superior mesenteric artery is greatly augmented compared with SPACR above the renal arteries. J Vasc Surg. 2007 Feb;45(2):357-66
134. Hamar P, Liptak P, Heemann U, Ivanyi B.: Ultrastructural analysis of the Fisher to Lewis rat model of chronic allograft nephropathy. Transpl Int. 2005 Jul;18(7): 863-70.

135. Perez-Ruiz L, Ros-Lopez S, Cardus A, Fernandez E, Valdivielso JM.: A forgotten method to induce experimental chronic renal failure in the rat by ligation of the renal parenchyma. Nephron Exp Nephrol. 2006;103(3):e126-30. Epub 2006 Mar 22.

136. Herrero-Fresneda I, Torras J, Lloberas N, Riera M, Cruzado JM, Condom E, Merlos M, Alsina J, Grinyo JM.: Cold ischemia in the absence of alloreactivity induces chronic transplant nephropathy through a process mediated by the platelet-activating factor. Transplantation. 2000 Dec 15;70(11):1624-31

137. Tullius SG, Reutzel-Selke A, Egermann F, Nieminen-Kelha M, Jonas S, Bechstein WO, Volk HD, Neuhaus P.: Contribution of prolonged ischemia and donor age to chronic renal allograft dysfunction. J Am Soc Nephrol. 2000 Jul; 11(7):1317-24

138. Motoyama K, Arima T, Yu S, Lehmann M, Flye MW.: The kinetics of tolerance induction by nondepleting anti-CD4 monoclonal antibody (RIB 5/2) plus intravenous donor alloantigen administration. Transplantation. 2000 Jan 27;69(2): 285-93

139. Bierer BE, Sleckman BP, Ratnofsky SE, Burakoff SJ.: The biologic roles of CD2, CD4, and CD8 in T-cell activation. Annu Rev Immunol. 1989;7:579-99

140. Quill H, Schwartz RH.: Stimulation of normal inducer T cell clones with antigen presented by purified Ia molecules in planar lipid membranes: specific induction of a long-lived state of proliferative nonresponsiveness. J Immunol. 1987 Jun 1;138(11):3704-12

141. Ysebaert DK, De Greef KE, De Beuf A, Van Rompay AR, Vercauteren S, Persy VP, De Broe ME.: T cells as mediators in renal ischemia/reperfusion injury. Kidney Int. 2004 Aug;66(2):491-6

142. Burne MJ, Daniels F, El Ghandour A, Mauiyyedi S, Colvin RB, O'Donnell MP, Rabb H.: Identification of the CD4(+) T cell as a major pathogenic factor in ischemic acute renal failure. J Clin Invest. 2001 Nov;108(9):1283-90

143. Takada M, Chandraker A, Nadeau KC, Sayegh MH, Tilney NL.: The role of the B7 costimulatory pathway in experimental cold ischemia/reperfusion injury. J Clin Invest. 1997 Sep 1;100(5):1199-203

144. Turcovski-Corrales SM, Fenton RG, Peltz G, Taub DD.: CD28:B7 interactions promote T cell adhesion. Eur J Immunol. 1995 Nov;25(11):3087-93

145. De Greef KE, Ysebaert DK, Dauwe S, Persy V, Vercauteren SR, Mey D, De Broe ME.: Anti-B7-1 blocks mononuclear cell adherence in vasa recta after ischemia. Kidney Int. 2001 Oct;60(4):1415-27

146. Sheridan AM, Bonventre JV.: Cell biology and molecular mechanisms of injury in ischemic acute renal failure. Curr Opin Nephrol Hypertens. 2000 Jul;9(4):427-34

147. Chappell D, Beiras-Fernandez A, Hammer C, Thein E.: In vivo visualization of the effect of polyclonal antithymocyte globulins on the microcirculation after ischemia/reperfusion in a primate model. Transplantation. 2006 Feb 27;81(4): 552-8

148. Savransky V, Molls RR, Burne-Taney M, Chien CC, Racusen L, Rabb H.: Role of the T-cell receptor in kidney ischemia-reperfusion injury. Kidney Int. 2006 Jan; 69(2):233-8

149. Lemay S, Rabb H, Postler G, Singh AK.: Prominent and sustained up-regulation of gp130-signaling cytokines and the chemokine MIP-2 in murine renal ischemia-reperfusion injury. Transplantation. 2000 Mar 15;69(5):959-63

150. Hochegger K, Schaetz T, Eller P, Tagwerker A, Heininger D, Mayer G, Rosenkranz AR.: Role of {alpha}/{beta} and Y/{delta} T cells in renal ischemia reperfusion injury. Am J Physiol Renal Physiol. 2007 Jun 13

151. Thiel G, Torhorst J, Brunner FP.: Renal toxicity of cyclosporin A in the rat. Proc Clin Dial Transplant Forum. 1980;10:62-6

152. Jablonski P, Harrison C, Howden B, Rae D, Tavanlis G, Marshall VC, Tange JD.: Cyclosporine and the ischemic rat kidney. Transplantation. 1986 Feb;41(2): 147-51

153. A randomized clinical trial of cyclosporine in cadaveric renal transplantation. Analysis at three years. The Canadian Multicentre Transplant Study Group. N Engl J Med. 1986 May 8;314(19):1219-25

154. Ar'Rajab A, Dawidson IJ, Harris RB, Mileski WJ, Sentementes JT.: Deleterious effect of cyclosporins on the ischemic kidney in the rat and the protection by the calcium antagonist verapamil. J Am Soc Nephrol. 1994 Jul;5(1):93-101

155. Ahmed A, Huang L, Raftery AT, Ahmed AK, Fahmy H, El Nahas AM, Haylor JL.: Cyclosporine A sensitizes the kidney to tubulointerstitial fibrosis induced by renal warm ischemia. Transplantation. 2004 Mar 15;77(5):686-92

156. Fuller TF, Freise CE, Serkova N, Niemann CU, Olson JL, Feng S.: Sirolimus delays recovery of rat kidney transplants after ischemia-reperfusion injury. Transplantation. 2003 Dec 15;76(11):1594-9

157. Loverre A, Ditonno P, Crovace A, Gesualdo L, Ranieri E, Pontrelli P, Stallone G, Infante B, Schena A, Di Paolo S, Capobianco C, Ursi M, Palazzo S, Battaglia M, Selvaggi FP, Schena FP, Grandaliano G.: Ischemia-reperfusion induces glomerular and tubular activation of proinflammatory and antiapoptotic pathways: differential modulation by rapamycin. J Am Soc Nephrol. 2004 Oct;15(10): 2675-86

158. Goncalves GM, Cenedeze MA, Feitoza CQ, de Paula CB, Marques GD, Pinheiro HS, de Paula Antunes Teixeira V, Antonia dos Reis M, Pacheco-Silva A, Camara NO.: The role of immunosuppressive drugs in aggravating renal ischemia and reperfusion injury. Transplant Proc. 2007 Mar;39(2):417-20

159. Näther BJ, Nickel P, Bold G, Presber F, Schönemann C, Pratschke J, Volk HD, Reinke P. Modified ELISPOT technique--highly significant inverse correlation of post-Tx donor-reactive IFNgamma-producing cell frequencies with 6 and 12 months graft function in kidney transplant recipients. Transpl Immunol. 2006 Nov; 16(3-4):232-7

160. Maisel A, Cesario D, Baird S, Rehman J, Haghighi P, Carter S.: Experimental autoimmune myocarditis produced by adoptive transfer of splenocytes after myocardial infarction. Circ Res. 1998 Mar 9;82(4):458-63

161. Burne-Taney MJ, Liu M, Ascon D, Molls RR, Racusen L, Rabb H.: Transfer of lymphocytes from mice with renal ischemia can induce albuminuria in naive mice: a possible mechanism linking early injury and progressive renal disease? Am J Physiol Renal Physiol. 2006 Nov;291(5):F981-6. Epub 2006 Jun 6

162. Lu CY, Penfield JG, Kielar ML, Vazquez MA, Jeyarajah DR. Hypothesis: is renal allograft rejection initiated by the response to injury sustained during the transplant process? Kidney Int. 1999 Jun;55(6):2157-68

163. Cobbold SP, Castejon R, Adams E, Zelenika D, Graca L, Humm S, Waldmann H. Induction of foxP3+ regulatory T cells in the periphery of T cell receptor transgenic mice tolerized to transplants. J Immunol. 2004 May 15;172(10):6003-10

164. Akl A, Luo S, Wood KJ. Induction of transplantation tolerance-the potential of regulatory T cells. Transpl Immunol. 2005 Aug;14(3-4):225-30

165. Onodera K, Hancock WW, Graser E, Lehmann M, Sayegh MH, Strom TB, Volk HD, Kupiec-Weglinski JW. Type 2 helper T cell-type cytokines and the development of "infectious" tolerance in rat cardiac allograft recipients. J Immunol. 1997 Feb 15;158(4):1572-81

166. Takeuchi T, Lowry RP, Konieczny B. Heart allografts in murine systems. The differential activation of Th2-like effector cells in peripheral tolerance. Transplantation. 1992 Jun;53(6):1281-94

167. Brenan M, Puklavec M. The MRC OX-62 antigen: a useful marker in the purification of rat veiled cells with the biochemical properties of an integrin. J Exp Med. 1992 Jun 1;175(6):1457-65

168. McIlroy D, Troadec C, Grassi F, Samri A, Barrou B, Autran B, Debré P, Feuillard J, Hosmalin A. Investigation of human spleen dendritic cell phenotype and distribution reveals evidence of in vivo activation in a subset of organ donors. Blood. 2001 Jun 1;97(11):3470-7

169. Otto C, Ohrlein E, Meyer D, Timmermann W, Gassel HJ, Thiede A, Ulrichs K. Detection of dendritic cells with down-regulated CD80/CD86, but normal MHC class II expression after rat liver transplantation. Transplant Proc. 2001 Feb-Mar; 33(1-2):442-4

170. Fu F, Li Y, Qian S, Lu L, Chambers F, Starzl TE, Fung JJ, Thomson AW. Costimulatory molecule-deficient dendritic cell progenitors (MHC class II+, CD80dim, CD86-) prolong cardiac allograft survival in nonimmunosuppressed recipients. Transplantation. 1996 Sep 15;62(5):659-65

171. Go C, Miller J. Differential induction of transcription factors that regulate the interleukin 2 gene during anergy induction and restimulation. J Exp Med. 1992 May 1;175(5):1327-36

172. Thomson AW, Lu L, Murase N, Demetris AJ, Rao AS, Starzl TE. Microchimerism, dendritic cell progenitors and transplantation tolerance. Stem Cells. 1995 Nov; 13(6):622-39

173. Fu F, Li Y, Qian S, Lu L, Chambers F, Starzl TE, Fung JJ, Thomson AW. Costimulatory molecule-deficient dendritic cell progenitors (MHC class II+, CD80dim, CD86-) prolong cardiac allograft survival in nonimmunosuppressed recipients. Transplantation. 1996 Sep 15;62(5):659-65.

174. Okuda T, Ishikawa T, Azhipa O, Ichikawa N, Demetris AJ, Starzl TE, Murase N. Early passenger leukocyte migration and acute immune reactions in the rat recipient spleen during liver engraftment: with particular emphasis on donor major histocompatibility complex class II+ cells. Transplantation. 2002 Jul 15;74(1): 103-11

175. Ichikawa N, Demetris AJ, Starzl TE, Ye Q, Okuda T, Chun HJ, Liu K, Kim YM, Murase N. Donor and recipient leukocytes in organ allografts of recipients with variable donor-specific tolerance: with particular reference to chronic rejection. Liver Transpl. 2000 Nov;6(6):686-702

176. Zinkernagel RM. Localization dose and time of antigens determine immune reactivity. Semin Immunol. 2000 Jun;12(3):163-71

177. Starzl TE, Zinkernagel RM. Antigen localization and migration in immunity and tolerance. N Engl J Med. 1998 Dec 24;339(26):1905-13

178. Kyburz D, Aichele P, Speiser DE, Hengartner H, Zinkernagel RM, Pircher HP. T cell immunity after a viral infection versus T cell tolerance induced by soluble viral peptides. Eur J Immunol 1993, 23:1956

179. Aichele P, Brduscha Riem K, Zinkernagel RM, Hengartner H, Pircher HP. T cell priming versus T cell tolerance induced by synthetic peptides. J Exp Med 1995, 182:261

180. Tullius SG, Heemann U, Hancock WW, Azuma H, Tilney NL.: Long-term kidney isografts develop functional and morphologic changes that mimic those of chronic allograft rejection. Ann Surg. 1994 Oct;220(4):425-32; discussion 432-5

181. Waldmann H, Adams E, Fairchild P, Cobbold S. Infectious tolerance and the long-term acceptance of transplanted tissue. Immunol Rev. 2006 Aug;212:301-13

182. Zhai Y, Kupiec-Weglinski JW. Regulatory T cells in kidney transplant recipients: active players but to what extent? J Am Soc Nephrol. 2003 Jun;14(6):1706-8.

183. Wood KJ, Sakaguchi S. Regulatory T cells in transplantation tolerance. Nat Rev Immunol. 2003 Mar;3(3):199-210

9 Glossar

APC	Allophykozyanin
APZ	Antigen Präsentierende Zellen
BCIP/NTB	5-bromo-4-chloro-3-indolyl-phosphate/nitroblau-tetrazolium
BSA	Bovine Serum Albumine, Rinderserum Albumin
bzw.	beziehungsweise
ca.	circa
CD	Cluster of Differentiation
CMV	Zytomegalie Virus
CIT	Cold Ischemia Time, Kaltischämiezeit
ConA	Concanavalin A
CsA	Ciclosporin A
DC	Dendritische Zellen
ELISA	Enzyme-linked Immunsorbent Assay
ELISpot	Enzyme-linked Immunsorbent Spot
FACS	Fluorescence Activated Cell Sorting
FCS	Fetales Kälberserum
FITC	Fluoreszein Isothiozyanat
HLA	Humanes Leukozyten Antigen
IL	Interleukin
IRI	Ischämie- / Reperfusions Schaden
IFNγ	Interferon γ
Ig	Immunglobulin
LPS	Lipopolysacchari
MHC	Major Histocompatibility Complex
NaCl	Natrium Chlorid
PBS	Phosphatgepufferte Salzlösung
PE	Phykoerythrin
PerCP	Peridiniumchlorophyll-Protein
PMA	Phorbol Myristat Azetat
Th-Zellen	T-Helfer-Zellen
TNFα	Tumor Nekrose Faktor α
Tx	Transplantation
UW Lösung	University of Wisconsin Lösung
U / min	Umdrehungen pro Minute
vgl.	vergleiche
vs.	versus

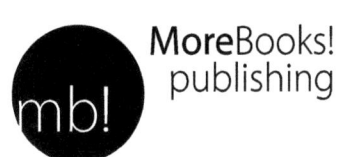

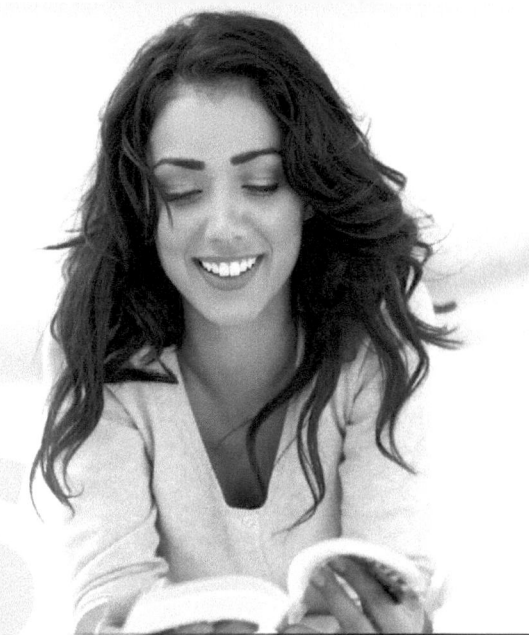

i want morebooks!

Buy your books fast and straightforward online - at one of world's fastest growing online book stores! Environmentally sound due to Print-on-Demand technologies.

Buy your books online at
www.get-morebooks.com

Kaufen Sie Ihre Bücher schnell und unkompliziert online – auf einer der am schnellsten wachsenden Buchhandelsplattformen weltweit! Dank Print-On-Demand umwelt- und ressourcenschonend produziert.

Bücher schneller online kaufen
www.morebooks.de

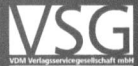

VDM Verlagsservicegesellschaft mbH
Heinrich-Böcking-Str. 6-8   Telefon: +49 681 3720 174   info@vdm-vsg.de
D - 66121 Saarbrücken   Telefax: +49 681 3720 1749   www.vdm-vsg.de

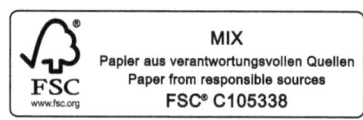

Printed by Books on Demand GmbH, Norderstedt / Germany